알코올중독에서 살아나기

| 신 정 호 지음 |

圖書出版 하나醫學社

|목 차|

3장 | 단주 시작

4장 | 알코올중독의 잘 모르는 폐해

5장 | 알코올중독의 이해

6장 | 회복에 대하여

7장 | 자신에 대하여

|서 문|

세월이 흘러가다 보니 예외 없이 퇴장해야 하는 시기를 맞았다. 그래도 마지막까지 마음을 쏟고 의미를 느끼는 일을 지속할 수 있는 행운과 행복이 감사할 따름이다. 이것이 어디 나 개인의 의지와 능력으로 가능하기나 할까? 학교와 병원, 동료 교수와 직원들, 전공의와 학생들, 무엇보다도 술을 끊고 회복한 여러 환우들 덕분이 아닐 수 없다.

이런 좋은 환경과 조건에서 하고 싶은 일에 전념할 수 있어 큰 행운이다. 그 일이란 과음으로 인해 몸과 마음이 피폐해질 대로 피폐해진 사람과, 거기에 엮인 가족들의 회복을 돕는 일이다. 소위 중독정신의학의 분야로, 처음 이 문제에 달려들 때에는 아직 우리나라에 중독정신의학이란 개념조차 흐릿하였다 해도 과언이 아니다.

알코올중독은 낫는 병이라고 여기지도 않았다. 정신과병원들은 정신분열병과 같은 정신병적 상태에만 관심을 쏟을 뿐 알코올중독은 거의 수용 격리의 수준이었다. 정신병원에서의 각종 사고는 강제 입원한 알코올중독 환자 때문인 수가 많아 기피하는 수도 있었다. 심각한 신체적 후유증이나 끔찍한 금단 상태 때문이거나, 얼마간이라도 술과 떼어 놓으면 술 생각을 잊고 술을 찾지 않으리라는 소박한 기대로 입원시키는 경우가 대부분이었다.

30년 전에 우리 원주기독병원 정신과는 국내에서 유일하게 환경치료라는 심리사회적 치료방침을 도입하여, 여기에 갖은 열정을 모두 쏟아 부었다. 무늬만이 아닌 제대로 된 치료적 공동사회를 꾸려가자면 직급의 위아래는 물론 환자와 치료자의 구분 없이, 모두 공동체의 똑같은 일원이 되어 참으로 민주적으로 운용하느라 애썼다. 정신과 병원이라는 치료 체제의 권한을 내려놓았어도 알코올 문제 환자들은 여전히 적응을 힘들어하고 또한 주위를 힘들게 하였다. 그들을 위해서나 다른 환자들과 공동체의 전체를 위하자면 먼저 그들부터 긍정적으로 변화시켜야만 했다.

알코올중독을 앓는 환자에게 더 노력을 투입한 결과 그때까지 지니고 있던 알코올중독에 대한 부정적 선입관이 잘못이라는 것을 깨달았다. 내내 보아온 정신분열병 같은 정신병 환자와는 달랐다. 마음과 에너지를 쏟는 만큼 그들은 점점 더 변화하고 성숙하여 인생이 획기적으로 나아지는 것이었다. 너무나 놀랍고 흐뭇한 경험으로, 의료가 직업인 사람에게 무한한 보상이었다. 약간의 도움으로 한 인간의 삶이 전면적으로 달라지는 것을 보는 것보다 더 큰 감동은 없다. 그래서 이 일에 중독이 되는가 보다. 그런 재미에 다른 일을 제치고 단주집단치료모임, 소위 알자회에 빠지지 않고 참석하려 하였다. 그러는 동안 마땅히 맡아야 할 일을 대신 감당해 준 동료 교수들과 전공의들에게 미안함이 크다.

은퇴를 앞두고 회복한 많은 분들이 만나기만 하면 고맙다고 한다. 단주와 회복이 마치 모두 나의 덕택인 듯, 말씀들뿐만 아니라 카드와 편지 그리고 귀한 선물들을 보내주셨다. 누누이 말하지만 단주는 결국 본인이 하는 것이다. 스스로 변하려고 해야 변하는 것이다. 그런 뜻에서 단주와 회복은 누가 무어라 해도 환우들 각자가 이룬 것이다. 그리고 이를 돕느라 무한히 애쓴 가족들 덕분이다. 고마워해야 할 사람은 분에 넘치는 이러한 치사를 받은 정작 나 자신이다. 그들의 회복을 지켜보면서 경험한 감동과 보람을 어디에서 맛볼 수 있단 말인가!

생판 모르는 사람에게 자신을 맡기고 몇 년씩이나 시키는 대로 치료를 계속하기란 간단한 일이 아니다. 얼마나 나를 믿었으면 생업을 팽개치고 시간을 내서 외래와 알자회에 꾸준히 나오고, 성분이 무언지도 모른 채 권하는 대로 약을 먹었겠는가? 세상 어느 누가 나를 그렇게 믿어주겠는가?

마지막까지 퍽 의미 있는 일을 할 기회를 준 것에 진심으로 감사를 표하고 싶다. 오랜 시간에 걸쳐 환우들의 생생한 경험을 듣고 이 분야에 대해 더 절절히 공감하고 알게 된 것에 감사하다. 덕분에 이 질환에 대해 어느 누구보다도 더 깊이 이해하고 통찰할 수 있었다. 이로 인해 이 분야의 다른 전문가들로부터 더 인정을 받고 더 대우를 받는 영광도 누렸다. 실로 환우들 덕분이다.

알코올남용과 의존의 문제가 점점 더 사람들의 주목을 끌고 있다. 대중의 이해를 넓히기 위해 2004년도부터 일주일에 한 번씩 지역의 신문에 알코올과 알코올중독에 대한 칼럼을 쓰기 시작하였다. 최근에는 매스컴의 주목을 더 받는 도박이나 인터넷중독에 대한 요청도 있었지만, 알코올중독이야말로 모든 중독의 대표이자 인생 전체의 질환이라, 알리고 싶은 것이 너무 많아 알코올 문제로만 거의 10년 가까이 지속하였다.

처음에는 매년 한편씩 책으로 묶어 새로 단주를 시작하는 이들과 그의 가족들이 읽기 편하게 출간하려고 하였다. 그러나 초기의 원고들로 '알코올 약인가 독인가'란 제목으로 한 권을 출간한 뒤 차일피일 미루기만 하였다. 마침 정년을 맞아 정신과학 교실의 민성호 과장이 채근하여 제2권을 발간하게 되었다. 강원알코올상담센터의 이윤호 선생이 꼼꼼하게 원고들을 보관하고 정리해주어 일이 한층 수월하였다. 이 두 분의 도움이 없었다면 어느 세월에 이 책이 나올 수 있었을지 모를 일이다. 하여튼 두루두루 고맙다.

내용은 알코올 문제는 물론이고 결부한 인생의 여러 분야에 대하여 다시금 생각해보기를 제안하는 것들이다. 막연한 고정관념을 떨쳐 생각을 바꾸면 회복의 길이 보인다는 뜻이다. 더불어 강원알코올상담센터의 홈페이지 게시판에 올린 회복한 환우들의 글도 섞어 실었다. 몸으로 겪고 체득한 경험들이라 훨씬 생생하여 더 공감하기 쉬울 것이다.

굳이 순서에 따라 읽어야만 할 내용은 아니다. 편의에 따라 비슷한 내용을 묶어 제목을 나눴을 뿐이다. 한 번만 읽고 넘기기보다는 회복의 시기에 따라 이해가 달라질 수 있으므로 시간 간격을 두고 다시 읽으면 더 도움이 될 것 같다. 무엇보다 단주를 도우려는 가족들과 보호자들이 더 먼저 읽었으면 좋겠다. 왜냐하면 이 질환의 회복을 위해서는 가족 전체가 함께하는 것이 필요하고, 가능하면 가족이 더 먼저 손을 내밀 수 있어야 가장 바람직하기 때문이다. 아무쪼록 알코올로부터 피해를 입은 분들이 빨리 그 수렁에서 빠져나오는 데 도움이 되기를 바랄 뿐이다.

2013년 여름, 미국 컨쇼호켄에서.

1장
술에 대하여

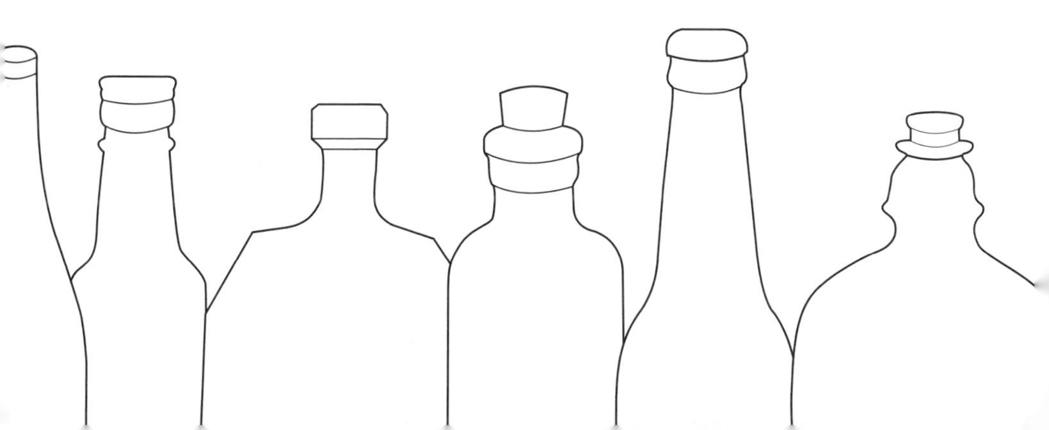

과음으로 더 걱정해야 할 뇌

알코올중독을 설명하는 기준은 여러 가지이다. 예후와 관련하여서는 재발성 그리고 치명성 질환이라고 하기도 하고, 원인과 관련하여서는 유전성이나 심리사회적 질환으로 규정하기도 한다. 이 중에 가장 주요한 개념 중 하나는 알코올중독은 뇌의 질환이라는 것이다.

지난 20여 년은 인간의 뇌에 대한 연구가 비약적으로 발전한 시기이다. 그 이전까지 뇌에 대한 인간의 이해에는 제약이 매우 많았다. 함부로 조작할 수도 없는 노릇이고, 그 섬세한 구조와 기능을 바로 들여다볼 수도 없었기 때문이다. 그러나 최근의 의학의 발전은 뇌를 미지의 상태로 남겨두지 않고 많은 것을 밝혀냈다. 그중에 대표적인 것이 뇌와 인간의 동기, 사고, 감정과 같은 정신현상에 대한 것이다. 이에 따라 정신의학에서도 많은 약물들을 개발하였고, 최근에는 음주 갈망과 같은 현상에 대하여 효과를 나타내는 항갈망제를 개발하여 단주 치료에 실제로 사용한다.

음주의 결과에 따른 신체적 후유증에 대하여 사람들은 잘 아는 것처럼 보인다. 대표적으로 간 질환에 대하여서는 누구나 많이 아는 것 같다. 과음하는 사람이면 으레 지방간이나 간경화를 걱정하고, 감마지티(GGT)가 얼마였고, 초음파 검사가 어떻다고 말하는 것을 자주 본다. 그리고 간을 보호한다고 평소에도 미나리즙이며 칡즙을 찾아 마신다. 또 가능한지 모르겠으나, 간 질환을 예방한다고 음주 전에 미리 어떤 종류의 약을 입에 털어 넣기도 한다.

과음으로 인해 정말로 걱정해야 할 것은 뇌 손상이다. 취해서 머리를 부딪치는 것도 있겠지만, 알코올과 영양 결핍으로 인한 화학적 뇌 손상을 더 걱정해야 한다. 인간이 다른 생명체보다 더 우월하게 이 세상을 살아갈 수 있는 것은 뇌 때문이다. 때문에 인생을 제대로 살아가자면 뇌의 힘을 잘 활용해야 한다.

흔히 사람들은 운동 능력이 마비되어야 뇌에 장애가 있는 줄로 여긴다. 오랜 과음의 후유증으로 반신불수나 구음장애 정도가 되어야, 음주가 지나쳐 뇌에 영향이 미쳤다고 인식한다. 그러나 이러한 상태에 이르기 훨씬 전에 벌써 알코올은 뇌의 감각 중추에 영향을 미친다. 감각이 마비되므로 인지 능력이 떨어져 이상을 제대로 인식하지 못하였을 뿐이다. 감각 기능이 없어지면 설령 어떤 결손이 생겨도 이를 지각하고 자각하는 것이 불가능하지 않겠는가? 취중에 얼굴을 어디엔가 부딪쳐 멍들어도 전혀 알아차리지 못하다가 다음날에야 거울을 보고 알아보듯이, 과음의 악영향을 섬세하게 제대로 지각하지 못하기에 과음을 계속하기 마련이다. 이렇듯 간이 망가지기 훨씬 전에 이미 뇌부터 손상을 입게 되는데 단지 알아차리지 못할 뿐이다.

가족과 떨어져 지내느라 아무도 음주를 제지하지 않고 음식도 제대로 챙겨 먹지 않아 영양 결핍이 온 사람들이 그러한 수가 많다. 30대 중반밖에 되지 않는 노총각을 치매라고 병원에 데려왔다. 날짜와 장소를 못 알아보고, 기억력도 없다. 묻는 말을 이해하지 못하여 아무런 대답을 하지 못하고, 때로는 난처한 상황을 피하려는 듯 엉뚱한 말을 혼자 계속 지껄여 댐으로써 더 이상의 질문을 못 하게 하는 것 같이 보이기도 했다. 외지에서 혼자 떨어져 사는 아들을 오랜만에 찾아온 어머니가 이상하다고 병원을 찾아 다행이었지, 그대로 방치하여 계속 술만 마셨다면 조만간에 그의 기억장애는 영원히 회복하지 못하였을 것이다. 과음으로 진정 걱정해야 할 일은 뇌의 손상이다.

술 문제는 사람을 가리지 않는다

임상 현장에서 술로 고생하는 사람들을 진료하다 보면 여러 계층의 사람들을 보게 된다. 일반인들이 생각하기로는 알코올중독자라면 우선 남자에다, 나이가 어느 정도는 들어야 하고, 직업이 불안정하거나 없고, 따라서 경제 형편도 좋지 않고, 행색도 초라한 남루한 옷차림의 사람들로 연상하기 쉬울 것이다.

그렇지만 일반인들이 상상하는 이러한 정형(定型)과 너무나 다르게 현장에서는 별별 유형의 알코올중독자들을 모두 보게 된다. 우선 여성도 꽤 많아졌다. 예전에는 드물게 4, 50대 중년 부인들이 알코올문제로 병원을 찾는 수가 있었으나, 이제는 고등학교 여학생부터 60이 훨씬 넘은 여성까지 남녀 간 차이가 줄어들고 있다. 나이를 보아도 80이 넘는 노인이 있는가 하면 이제 갓 어린 티를 벗은 10대들도 있다. 노숙자 신세로 살아가는 사람도 있으나 공장을 비롯하여 큰 기업체를 몇 개씩이나 운영하는 사람도 있다. 학생이 있는가 하면 막노동을 하는 사람도 있고, 의사, 기자, 성직자, 공무원, 문필가, 교수와 교사 같은 전문직에 종사하는 사람들도 드물지 않다. 몸에서 고약한 냄새를 풀풀 풍기고 몰골이 말이 아닌 사람도 있고, 반짝반짝한 옷차림에서 향수 냄새가 진동하는 사람도 있다. 번듯한 외모에 넥타이 매고 양복을 걸치고 누구나 부러워하는 좋은 직장에 다니는 중상류층에도 알코올 문제는 만연하여 있다. 서울 사람도 있고 첩첩 오지의 산골이나 바닷가의 깡촌에서 온 사람들도 있다. 이제는 한국 사람만이 아니라 중국이나 동남아 지역 출신의 사람들을 보는 경우도 꽤 흔해졌고, 영어권 나라에서 영어를 가르치러 온 원어민 교사들도 적지 않다. 하여튼 술 문제와 관련하여서는 연령과 세대, 남녀, 직업, 빈부, 지역, 인종을 구분하지 않고 만연해 있다.

술 문제가 있는 사람들은 원래부터 유별난 사람들인 줄 여기기 쉽다. 실제로 과음하는 사람들 중에 과격하고 거칠며 난폭한 모습을 보이는 수가 잦기 때문일 것이다. 그렇지만 이러한 모습이 그 사람의 본디 모습이라고 쉽게 단정해버리면 곤란하다. 사실은 알코올에 의해 유도된 행동거지가 굳어진 2차적 특징인 수가 많다. 아편이나 마리화나와 같은 중독성 물질의 사용은 사람을 평화롭게 하는 경향이 있으나, 알코올은 사람을 쉽게 격하게 만듦으로 그 결과로 난폭하게 행동하게 하는 수가 많다. 한때 알코올중독적 인격이란 말로 알코올중독에 빠지기 쉬운 성격 유형을 따로 분류한 적도 있었다. 하지만 알코올 문제는 성격 유형을 가리지 않는다. 누구라도, 무슨 이유로든, 자주 과음을 하다 보면 알코올 문제가 생기고 시간이 지나면서 점점 진행하여 알코올중독에 빠지게 된다.

술에 대한 면역력이 있어, 자주 과음을 해도 아무런 술 문제가 생기지 않는 사람은 없다. 아무리 술이 세도, 의지력이 강해도, 술에 대하여 아는 것이 많아도, 몸이 건강하고 힘이 세어도, 과음을 자주 한다면 문제가 생길 수밖에 없다. 단지 그 시간이 얼마나 빠르고 늦는가의 차이일 뿐이다. 그때까지는 아무런 해악이 없는 듯이 보이지만, 4, 50대에 이르면 문제를 인정하지 않을 수 없는 것이 알코올문제이다.

술에 대하여 여성은 불평등하다

술 마시는 여성들이 늘고 있다. 예전에는 중년이 지난 아주머니나 할머니들이 음주를 하기도 하고 그들 중에서 과음을 하는 여성들도 간혹 있었다. 그러나 요즘에는 젊은 여성들이 훨씬 많아진 반면 나이 든 여성들은 보기 어렵다. 여자 대학생을 비롯하여 젊은 직장 여성들, 특히 유흥접객업소 같은 곳에서 일하는 여성이나 고등교육을 받은 전문직 여성들 중에 과음하는 이들을 쉽게 찾아볼 수 있다. 회식과 음주가 다반사인 직장에서 근무하는 여성들이나, 남성들과 경쟁적인 직종의 여성들의 음주도 더 두드러지는 것 같다. 여성의 권리를 주장하며 운동권에서 활약했던 여성이 웬만한 남성들보다 더 과음하는 경우도 있었다.

여성의 술 문제는 연령대에 따라 양상이 다르다. 젊은 여성들의 경우에는 대개 집 밖에서 폭음의 경향이 많아 보인다. 대학에서의 축제나 엠티, 회사 안에서의 각종 행사나 회식 때 더욱 그러하다. 중년 부인들은 집안에서 생각날 때마다 한 잔씩 술잔을 기울여, 종일 약간의 술기운에 젖어 하루를 보내는 방식의 음주 행태가 더 두드러진다. 흔히 '키친 드링커'라고 하는데, 가정 살림도 넉넉하고 안정적인 집안의 아무런 어려움이 없어 보이는 평범한 중년 부인들이라 꽤 진행하기 전까지는 알아차리기 어렵다.

여성의 음주 행태도 자꾸 진화하는 것 같다. 지난날 여성들이 남의 눈을 의식하여 처신을 조심하던 시대가 지나가고, 여성의 권리에 대한 의식이 확대되고 훨씬 자유분방해지면서 여성들의 음주도 자유로워졌다. 젊은 여성만이 아니라 나이 든 여성들 또한 계모임을 비롯한 각종 모임이나 외식 중에 음주는 자연스러운 현상으로 받아들여지고, 그중에는 남성 못지않게 폭음하는 경우도 많아졌다.

사회적인 태도가 달라졌다 해도 술과 관련하여서 여성들은 더 조심하지 않으면 안 된다. 거의 모든 면에서 남녀가 평등하다 해도 생물학적으로 결코 평등할 수 없다. 불공평하게도 여성의 알코올 분해 능력은 남성의 반밖에 안 되어, 같은 양의 술을 마셔도 남성만큼 알코올을 분해해내지 못한다. 나아가 체중도 더 적은데다 몸에 상대적으로 지방이 더 많기 때문에 알코올의 혈중농도가 훨씬 높아진다. 따라서 과음을 하면 그 후유증이 빨리 더 심각하게 나타난다. 남성 동료들에게 뒤지지 않겠다고 음주량조차 지지 않으려 한다면 어리석기 짝이 없는 노릇이다.

남성의 경우 약 15년 이상 과음을 하면 알코올의존으로 진행하는데 비해, 여성은 불과 5, 6년 만에 알코올 의존으로 되어버린다. 여성의 경우 과음의 후유증에 대해 남성들보다 더 수치스러워하여 끝까지 숨기려는 수가 많아, 합병증이 퍽 심각해진 후에야 알려진다. 인지 기능에 장애로 기억력이 없어지고 보행 장애로 제대로 걷지 못하고 나서야, 남편이 이상하게 여기고 병원에 데리고 온 경우도 있다. 지능이 떨어진 기형의 아들이 부인의 임신 중 음주 때문인 태아알코올증후군이라는 사실도 그때서야 이해하였다.

여성들의 알코올중독 치료는 남자들보다 어렵다. 가장 비극적인 것은 알코올중독 남성의 부인은 남편의 회복을 위해 끝까지 곁을 지키는 수가 많은 반면, 알코올중독 여성의 남편은 대부분 회복을 위해 전력투입하지 않을뿐더러 수차례 재발하면 곁을 떠나버리는 수가 흔하다. 이래저래 알코올의 피해는 평등하지 않아 여성에게 훨씬 불리하다.

여성이 남성들보다 술에 대하여 더 깊이 잘 이해하고 아무쪼록 술에 대해 더욱 조심해야만 한다. 미군의 물질 예방 교육 프로그램(ASAP)의 내용을 살펴보면, 남성은 일 년에 4시간이지만 여군의 경우에는 12시간을 수강해야 한다는 것이 이를 잘 설명한다.

알코올 문제 조기 검진

혹시 자기도 모르는 사이에 몸에 큰 병이라도 생기지 않았을까 봐 정기적으로 받는 값비싼 종합검진이 인기라고 한다. 아무런 이상이 없고 특별한 병이 없다는 결과를 듣고 나면 날아갈듯이 기분이 좋은 것을 이런 검사를 해본 사람이라면 알 것이다. 반면에 약간이라도 이상이 있다는 것을 듣고 나면 기분이 찜찜하지만, 병이 커지기 전에 미리미리 고치겠다고 검사 과정이 고통스럽고 들어가는 돈과 시간이 만만치 않은데도 해마다 빼놓지 않고 체크를 하는 사람들도 많다.

오늘날 크게 문제를 일으키는 많은 병들이 과음을 비롯한 생활 방식 때문에 생기는 수가 많다는 것은 잘 알려져 있다. 그렇다고 한다면 무조건 몸에 대한 종합 검사만을 자주 하기보다는 자신의 기본적인 생활방식이 얼마나 건강한지 건강하지 못한지를 조사해 보는 것이 더 중요한 것은 아닐까? 예를 들어 식이 습관과 영양, 운동, 흡연, 스트레스, 사고방식과 가치관을 비롯하여 음주습관이 바로 그것들이다. 만약 이것들 중 어느 것에 문제가 있다면 이를 개선하려 하는 것이 더 먼저가 아니겠는가.

이러한 생활방식의 문제 중에서도 가장 먼저 체크해 보아야 할 일이 자신의 음주가 혹시 지나치지 않는가이다. 왜냐하면 과음을 하면 단지 알코올만의 문제가 아니라 다른 생활방식과 습관 형성에 두루 나쁜 영향을 미치기 때문이다. 과음을 하는 사람들은 일반인보다 더 흡연하고 더 영양이 좋지 않으며 더 운동을 실천하지 않는다. 스트레스 대응 능력도 떨어질 뿐 아니라 사고방식이나 인생관과 가치관도 왜곡되는 수가 많다.

자신의 건강에 관심이 있다면 반드시 자신의 음주 행태부터 점검해 볼 필요가 있다. 나아가 알코올남용이나 중독과 같은 과음의 문제는 없는지를 냉정하게 조사해 보는 것은 매우 유익하다. 왜냐하면 우리나라에서는 술 문제에 대해 일반적으로 의식 수준이 낮고 인식이 부족하여, 이미 상당한 해악이 있어도 이를 문제로 인식하지 못하는 수가 많기 때문이다. 그러다가 훨씬 큰 피해를 겪고 나서야 문제로 받아들이므로 손해가 너무 크다.

음주 행태를 점검하고 술 문제가 있는지를 알아보는 것에는 큰돈이 드는 것도 아니고 시간이 많이 걸리는 것도 아니며 결코 고통스러운 과정도 아니다. 간단한 설문지만으로도 자신의 음주 상태를 짐작해 볼 수도 있고, 이 분야의 전문의나 상담가와 간단히 상담하여 알아볼 수도 있다. 끝까지 자기를 합리화하거나, 극소화시키든가, 부정하거나, 외부의 탓으로 투사하다 보면, 얼마 동안은 아무런 문제가 없는 듯이 느낄 수 있겠으나 이는 어디까지나 자기기만이다. 조만간에 문제가 훨씬 심각하게 진행하면 인정할 수밖에 없게 될뿐더러, 더 많은 고통과 비용과 대가를 치르게 된다. 그리고 회복의 가능성은 훨씬 더 적어질 뿐이다.

절주의 이득과 해악

어떤 질병으로든 치료를 받다가 어느 정도 나아지면, "술은 어때요?"하고 묻는 수가 많다. 이때 대부분의 의사들은 "한두 잔쯤은 괜찮아요."라고 대답하는 수가 흔하다. 건성으로 대답하는 듯한 이 말 그대로 정말 술을 한두 잔씩 마시는 것은 정말 괜찮은가?

절주가 이롭다는 의견은 최근 소량의 적포도주가 관상동맥질환을 감소시키는 효과가 있다는 주장으로 더욱 힘을 얻고 있다. 이를 과장적으로 일반화하여 마치 모든 사람들의 모든 질환에 대하여 술이 어느 정도 예방적인 효과가 있는 듯이 잘못 알려져 음주를 더욱 부추길 위험이 있다. 절주의 이점과 해악에 대하여 정확하게 알아야 한다.

절주의 이점은 첫째 정서적 심리적 효과이다. 즉 기분을 이완

시켜 유쾌감을 일으키고, 불안, 긴장, 자의식을 감소시킨다. 그밖에 노인에게는 식욕을 자극하고 장운동을 촉진한다. 그리고 관상동맥질환으로 인한 사망률을 낮춘다는 것이다. 여러 대상자들을 상대로 한 많은 연구가 이러한 효과를 증명하지만 반론도 있다. 즉 단주하는 사람 중에는 이런저런 질병 때문에 술을 끊은 사람들이 많으므로, 단주자의 사망률이 상대적으로 절주자보다 더 높게 나왔을 뿐이라는 것이다.

절주의 해악은 이러한 이로운 점을 상쇄하고도 남는다. 소량의 음주로도 나쁜 결과가 초래할 수 있다는 연구들이 많다. 절주는 혈전성 중풍의 위험은 감소시키나, 출혈성 중풍의 위험성은 오히려 증가시킨다. 절주하고 운전할 때, 교통사고는 많지 않지만 분명히 운전에 장애는 있다. 만약 약을 복용 중이라면 약물과 알코올의 상호작용의 문제가 있다. 예를 들어 중추에 작용하는 약물인 경우에는 약의 효과를 극적으로 증폭시켜, 운전 중 교통사고의 위험이 훨씬 증가할 수 있다. 심한 심장질환이라면 심장병 자체를 악화시키고, 치료약의 효과를 방해할 수 있어 위험하다. 대부분의 암은 과음과 관계가 깊으며, 소량의 음주도 여성의 유방암이나 대장암에 관련이 있다고 알려졌다. 임신 중 하루에 평균 2, 3잔씩 음주한 여성에 있어서 신생아의 몸무게, 키, 머리 둘레가 더 작고, 이런저런 신체적 기형이 더 많다고 밝혀졌다. 하루 2잔 정도 마신 경우 7살 아동의 IQ가 더 낮다고 한다. 사람에게 한 잔에 해당하는 정도의 알코올을 투여한 동물 실험에서도 태아의 중추신경계의 기형과 뇌의 생화학적 변화가 보고되었다. 나아가 절주가 과음으로 진행하는 것은 너무 위험한 일이다. 과거에 음주 문제가 있었다든가, 가족 중에 알코올중독인 사람이 있었다면, 절주가 이내 과음과 알코올중독으로 발전하기 쉽다.

절주에도 분명히 이점과 해악이 있다. 따라서 이는 각 개인들이 각자에 따라 잘 알고 선택하여야 한다. 현재 절주를 하고 있으며 위와 같은 특별한 해악이 없다면 괜찮다. 과거력으로나 가족력의 위험성이 없고 현재 음주를 하지 않는 성인이라면, 절주하여도 별다른 해악은 없을 것이라고 말할 수 있다. 그러나 위험성이 있다면, 절주일지라도 해악이 있다는 것을 분명히 알고 선택하여야 한다.

정말 술이 문제이다

모 국회의원이 술에 취해 모 일간지 여성 기자를 성추행하였다고 한다. "술에 취해서……."라고 했다가, "음식점 주인인 줄 알았다."라는 해명으로 더욱 물의가 커졌다. 평소에 누구보다 도덕과 이성적 능력을 강조한 전직 검사에다 현직 국회의원이라 더욱 충격적이다. 지난날 같으면 이보다 심각한 일이 벌어져도 권력이 두려워 밝혀내지 못하였고, 또 알려진다 하더라도 술에 취한 탓이라고 하면 어물쩍 그대로 넘어갔다. "원래 점잖은 분이라, 절대 그럴 사람이 아닌데 술 때문이다."라면 아무런 문제를 삼지 않았다.

그동안 술에 취해서 저지른 말도 안 되는 비슷한 사건들이 얼마나 많았던가? 법을 적용하는 판사가 음주운전 사고를 내고 도주하다 붙잡혔다는 이야기며, 법을 집행하는 경찰이 술집에서 취해서 여자 손님에게 성희롱하였다고 하더니 이제는 법을 제정하는 국회의원의 추태로 세상이 시끄럽다. 일이 터질 때마다 세상이 뒤집어질 듯이 야단법석이었으나, 얼마간 시간이 지나면 까마득히 잊힌다. 그래서 또다시 같은 일이 반복하여 벌어지고, 그때마다 사건 당사자는 사람들의 기억장애와 냄비 기질에 기대고 버틸 뿐이다.

성과 여성에 대한 기존 관념이 문제이다. 성추행만이 아니라 아내 폭행과 같은 경우도 마찬가지이다. 성과 여성에 대한 왜곡된 태도는 이 시대의 경험만으로 만들어진 것이 아니다. 지난날의 왕조 시대 이래로 오랜 세월 전수하여 사람들의 뇌리에 각인된 잘못된 관념이다. 그리고 이 변혁의 시대에 이르러서도 이러한 전근대적 고정 관념에 따라 여전히 맹목적으로 이런 만행을 저지르는 것은 그 배경에 과음과 그 사회문화가 있다. 이를 단지 일회성인 교육만으로 변화시키겠다면 너무나 순진하다. 신념처럼 관념이 굳어진 후에는 아무리 교육을 한다 해도, 술에 취해버리면 아무 소용이 없다.

교육만으로 비효율적이라면 처벌로써 이러한 행동을 효과적으로 규제할 수 있을까? 일탈 행동을 처벌로 고치는 데에도 역시 한계가 있기 마련이다. 처벌로써 자식을 잘 기를 수 있다고 믿는 사람은 없을 것이다. 마찬가지로 더 엄중한 경찰국가일수록 시민들의 인간성만 더 황폐화할 뿐, 결코 더 합리적으로 행동하도록 보장하지 못한다. 아무리 엄중하게 처벌한다 하여도, 일단 마시고 나면 간덩이가 부어 또다시 만용을 부리는 것이 술이다.

성추행에 대하여 교육과 처벌의 한계를 인식한다면, 가장 현실적이고 효과적인 대책은 무엇일까? 인간 행동은 경우에 따라서는 결과 행동만을 갖고 이를 통제하려 하기보다는, 선행 요인을 알아내서 거기에 개입하는 것이 현실적이고 더 효과적일 수 있다. 잘 들여다보면 성추행이나 가정 폭력 모두에서 공통적으로 가장 흔한 선행 인자는 음주이다. 나아가 음주는 우리 사회의 모든 종류의 일탈 행동을 증가시키고 평화와 안전을 깨뜨리는 가장 흔한 요인이다. 서양 선진국들이 우리나라보다 훨씬 더 정교한 정책으로 시민들의 음주 행동을 관리하는 것은 이 때문이다. 단지 성추행이나 가정 폭력만을 막기 위해서 뿐만 아니라 전반적인 사회의 안녕을 위하여 '책임 있는 음주'라는 시민 의식과 과음을 용납하지 않는 사회 풍토를 만드는 것이 가장 본질적인 대책이 아니겠는가? 즉흥적이고 일시적인 감정적 폭발보다 근원적 대책을 위한 사고의 변화와 획기적인 조치가 절실하다.

2장

단주를 하자면 태도와 자세가 중요하다

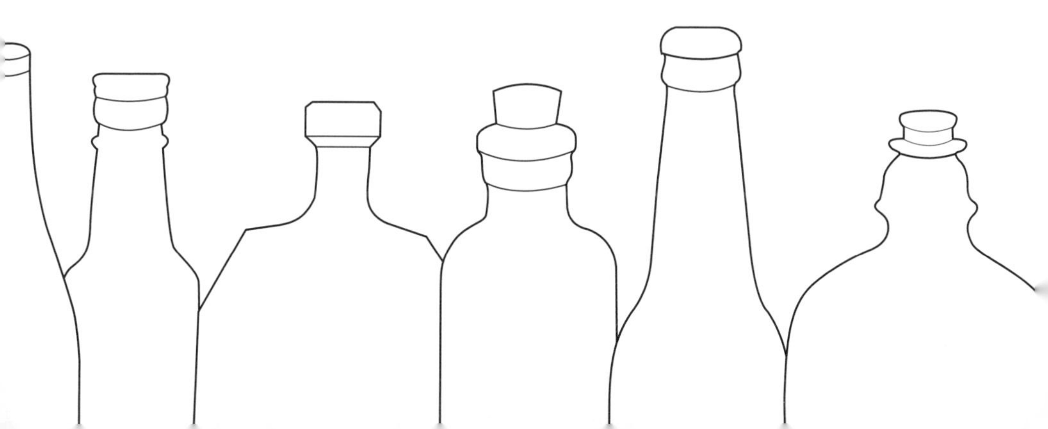

나는 정말 애주가인가?

많은 사람들이 스스로를 애주가라고 한다. 실제로는 상당한 호주가(豪酒家) 또는 폭주가(暴酒家)임에도 불구하고, 주위 사람들조차 또한 그를 애주가라고 부르고 그냥 넘어간다. 그리고 애주가라고 하는 말 속에는 그는 술을 좋아하므로, 지나치게 자기 잇속만 따지지 않고, 사람이 좋아 남들에게 두루 잘하고, 낭만이 있고, 통이 크고 마음이 너그러울 것으로 단정한다. 어떻든 사람들은 애주가라는 말에 대하여 퍽 긍정적으로 해석하는 것 같다.

그런데 애주라는 말의 정의는 무엇일까? 이 질문에 대해 정확하게 대답한 사람은 없다. 처음부터 대충 어물쩍하고 넘어가려고 만든 말이기 때문일지도 모르겠다. 놀라운 사실은 정신과를 방문한 알코올중독 환자나 가족들이, 그가 간경화나 암 중풍과 같이 과음으로 인해 치명적인 상태에 이르지 않는 한 여전히 애주가라고 말하는 것을 자주 들을 수 있다는 사실이다. 이런 지경까지 이른 경우에도 여전히 애주가라 하는 것이 맞는 말일까.

어떤 사물이나 행동을 의미하는 어휘를 그 단어가 뜻하는 정의를 벗어나 사용하다 보면, 실체를 제대로 파악하기 어려워진다. 알코올과 관련하여 이러한 용어의 혼란은 알코올문제에 대한 실상을 파악하는데 혼돈을 야기한다. 이미 과음이 퍽 많은 문제를 일으킴에도 불구하고 인사치레로 자꾸 애주가라고 불러 주면, 본인이 자신의 문제를 인식하고 인정하는데 방해가 된다. 용어의 뜻을 정확하게 알고 가려서 쓴다면, 문제의 본질을 더 빨리 인식하게 하는 데 도움이 될 것이다.

그러한 의미에서 과음과 관련한 용어들을 구분하여 이해하는 것이 필요하다. 그리고 자신이나 가까운 사람들의 현재 음주 양상을 어떤 어휘로 불러야 하는지를 검토하여 볼 일이다. 정확하게 해당하는 용어로 그 상태를 규정한다면 합당하게 대처하기가 훨씬 수월할 것이다.

절주 : 흔히 평소에 마시는 양보다 줄여 마시는 것으로 잘못 이해하는 수가 많다. 미국에서의 정의는 건강한 성인 남자라면 평균 하루 2잔 이내, 여성이나 노인은 1잔 이내의 음주를 말한다. 만약 정말로 특별한 날이라 더 마시고 싶다면 남자는 하루 4잔, 여성은 2잔까지이나, 결코 1주일 동안에 2회를 넘지 않는다.

폭음 : 한 번의 술자리에서 5잔 이상을 마시는 것. 단 1회의 폭음만

으로 각종 사고나 실수의 가능성이 급격하게 증가한다.

남용 : 음주로 인하여 자신과 주위에 해로운 영향을 미침. 술과 음주에 대하여 더 알아보고 바른 자세를 가져야 할 필요가 있다.

의존 : 내성과 금단 증상이 있고, 음주로 인해 여러 가지 피해를 겪는 상태. 음주에 대하여 즉각적으로 조처하여야만 한다.

이러한 기준에 따른다면 우리나라의 애주가라는 사람들은 대부분 폭음 나아가 술을 남용하거나 술에 의존하는 사람들이 아닐까 싶다. 애주가(愛酒家)라는 말의 뜻은 무엇인가? 말 그대로 술을 사랑하는 사람이란 뜻이다. 사랑한다는 것은 본디 아끼는 것부터 시작하는 것이 아닌가. 마치 좋은 차를 아끼듯. 좋은 차를 우려 마실 때처럼 술의 맛과 향과 빛깔과 그 술자리의 의미를 함부로 하지 않고 아끼고 아껴 그 효과를 최대한 누리는 사람이 애주가가 아닐까. 술을 병째로 부어 마셔 끝장을 내고야 말겠다는 구강공격성의 발로가 아니라, 차마 마셔버리기 아까워 내내 술잔을 어루만지며 즐기는 것 말이다.

단주 모임 참석을 꺼리는 이유

알코올 문제를 가진 환자는 입원 치료가 끝난 후에도 장기간 단주를 위한 관리와 회복을 위한 훈련을 받는 것이 필수적이다. 아무리 훌륭한 프로그램으로 오랫동안 입원 치료를 받았다 하여도 장기간에 걸쳐 추적 관리 프로그램을 꾸준히 활용하지 않으면 조만간 다시 재발하는 것이 알코올중독이다. 일반적인 질병 치료의 경우와 달라서 선뜻 이를 이해하고 받아들이지 못하는 수가 많다. 미국에서는 퇴원 후 첫 90일 동안에 단주 모임에 90회, 즉 매일 하루 한 번씩 참석하라고 권고한다.

추적 관리 프로그램 중에서 가장 중요한 것 중의 하나가 단주 집단모임이다. 환자가 이 모임에 참석하는 것을 순조롭게 하기 위해 입원 치료 후기에 점진적으로 이 단주모임에 참여시켜 선배와 동료 환자들과 얼굴을 익히게 하고, 집단 모임의 성격을 익숙하게 하기도 한다. 이렇게 모임 참석의 필요성을 역설하고 세심하게 조율하여 참석률을 높이려고 애써도 퇴원 이후에 규칙적으로 모임에 참석하는 사람들은 적은 편이다.

이는 첫째 음주 문제와 회복의 본질을 제대로 이해하지 못하기 때문이다. "내가 결심하고 의지력이 있으면 얼마든지 끊을 수 있다.", "무엇 때문에 구차하게 남들에게까지 내 얘기를 털어놓아야 하는가?"라고 생각한다. 이렇게 생각하는 이들은 단주 모임 참석은 물론 약이나 통원진료도 거부하는 수가 많다.

두 번째로는 아직 음주 문제의 후유증의 크기를 제대로 인식하지 못하기 때문이다. 후유증이 끔찍하다는 것을 알면 더 많은 것을 투입하여서라도 미리 예방하려고 할 것이 아니겠는가. 그러나 초기 또는 중기 알코올중독자들은 물론 그들의 보호자조차 바닥을 치지 않는 한 이를 잘 예측하지 못한다. 그래서 직장이나 챙겨야 할 다른 일들을 희생하고 정기적으로 시간을 내는 것이 어렵다. 오가는데 드는 경비조차 아까와 하는 터에 약을 타는 것도 아닌데 모임에 참석하려 하지 않는 것은 당연하다. 대개는 정작 몇 번 더 재발하고 더욱 값비싼 대가를 치르고 나서야 이를 깨닫는다.

셋째로 미숙한 사회 능력 때문이다. 그들은 원래부터 인간관계가 미숙하고, 특히 여러 사람들 앞에 서는 것을 불편해하는 수가 많다. 특히 새로운 사람이나 낯 선 장소에서는 지나치게 긴장하기 때문에 집단 형식의 치료가 더 불편하다. 병명을 알았든 몰랐든 간에 본디부터 사회공포증이라 할 정도로 증상이 있었던 수도 많은데, 가끔 음주로 이 증상이 완화되는 경험을 하고 자가 치료적으로 과음을 해온 경우도 꽤 있다. 술을 끊고 나면 당연히 이러한 불안과 긴장은 더 심해지므로 참석을 꺼리게 된다.

마지막으로 더 생각해야 할 점은 그들의 왜곡된 대인관계 틀이다. 그들은 대인 관계를 승부나 계급적으로 해석하는 경향이 흔하다. 단주의 선배들과 함께 있다 보면 쓸데없이 자신을 패배자나 열등생으로 지각하고, 동료들과는 아무런 이유 없이 불필요하게 경쟁하고 승부를 걸려고 한다. 늘 지지 않으려고 하기 때문에 자신을 미화하려 하고 과장하거나 숨기게 된다. 그러다 보면 시간이 지남에 따라 스스로 마음이 불편해져서 단주 모임의 필요성과 의의를 충분히 이해하고도 모임에 나오기가 꺼려진다. 승패나 계급보다는 친구나 동지 또는 후원자라는 개념이 확실히 생길 때까지는 아직 퍽 많은 도움과 시간이 필요하다.

단주 초기에는 일보다 더 중요한 것이 있다

알코올중독인 사람인 술을 끊자마자 가장 흔히 보이는 전형적인 행동 변화는 지나치게 일을 열심히 하려 한다는 것이다. 이제 막 퇴원하였으니 조금 쉬면서 요양하는 것도 좋으련만 그렇게 하지를 않는다. 원래 그늘은 잘 놀 줄도 즐길 줄도 모르는 사람들인 것이다. 그런데 문제는 그들의 피상적인 변화의 겉모습만을 보고 이내 주위 사람들이 매우 긍정적인 시선으로 바라본다는 점이다. “이제는 정말 술을 끊었나 보다.”, “사람이 완전히 달라졌다.”라고 말하면서.

그들을 잘 돕자면 그러한 변화는 그의 단주가 아직은 퍽 불안정한 극히 초기 단계에 불과하기 때문이라는 사실을 알아야 한다. 그 사람이 술 없이 지내는 하루하루가 퍽 위태롭다는 표현이다. 술 없이 지내는 순간순간이 결코 마음이 여유롭지 못하고, 조바심에 가만히 있지를 못하고 어쩔 수 없어 무언가를 해야만 하기 때문이라는 사실을 볼 수 있어야 한다. 이를 이해한다면 보호자들은 그 어느 순간보다 그를 잘 살펴 위로하고 지지할 필요가 있다.

단주를 막 시작하는 즈음, 보호자들에게 아무리 이 상태의 위험성을 경고하여도 이해하지 못하는 수가 많다. 평생에 그러한 모습을 보지 않았기 때문에 오히려 퍽 신통해하고 대견해할 뿐, 더 조심해야 할 시기라는 것을 모른다. 결국 불과 얼마 가지 못하고 다시 술로 미끄러져 재발로 이어지는 경험을 몇 차례 한 후에야 달리 생각하게 된다.

단주를 시작한 직후에 기억해야 할 일에 대한 가장 바람직한 입장은 당분간은 일로부터 조금 벗어나라는 것이다. 일보다는 자신의 몸과 마음을 추스르는데 더 많이 신경을 쓰고 주의를 기울이는 것이다. 그리고 이를 위한 적절한 활동을 개발하는데 더 많은 투자를 하여야 한다. 이 시기에 자연스럽게 휴식과 놀이와 취미나 운동으로 시간을 보낼 수 있다면 참 다행이다. 보호자들에 따라서는 이렇게 마음껏 놀며 지내도록 방치하면 그들이 지난날 술에 취하여 지낼 때처럼 전혀 일은 돌보지 않고 내내 백수건달로 지내는 것에 습관을 들이는 것이 아닌가 하여 불안해한다. 그렇지만 술을 분명히 끊는다면 결코 그렇게 되지 않는다. 얼마간 시간이 지나면 일과 휴식에 대하여 분명히 더 균형적인 시각을 갖추고 해야 할 일에 복귀한다. 그리고 더 오래도록 안정적으로 단주하며 일에도 생산적이고 휴식과 오락도 적절히 즐길 수 있게 된다.

불행히도 대부분의 알코올중독자들은 휴식이나 놀이라는 것을 아예 모르는 수가 많다. 오로지 술만이 유일한 낙이었기에, 술 없이 놀고 즐기는 방법을 너무나 모른다. 이제 새로이 놀고 즐기는 것을 시작하려고 하면 너무 어렵고 두려워한다.

도움이 효과적이려면 이 시기에 일보다는 휴식과 놀이에 더 많은 투입을 하도록 조처하여야 한다. 비용이 들어간다면 돈에 구애받지 않도록, 혼자 하는 것을 버거워한다면 동행함으로써, 휴식과 새로운 활동과 놀이에 쉽게 적응하도록 돕는 것이 필요하다.

단주를 시작하자마자 모든 것이 정상인 듯 보이지만, 깊이 병든 삶의 방식을 변화하여 충분히 회복하는 데에는 햇수로 몇 년씩 걸리는 수가 많다는 점을 명심하자.

단주와 겸손

알코올의존은 재발이 워낙 잦은 질환이다. 사람이 병에 걸리면 일단 병을 앓는다는 점에서 병명이 모두 다를지라도 공통적인 점이 있다. 즉 각각 자신이 앓는 질환의 특성을 알고 거기에 합당한 태도와 대책으로 투병한다는 점이다. 따라서 감기에 걸린 사람, 다리가 부러진 사람, 당뇨가 있는 사람, 암에 걸린 사람들은 각각의 질환의 특성에 따라 서로 다른 예측과 기대를 하고 투병하지만, 모두 환자라는 공통적인 인식으로 지난날과는 다른 새로운 방식으로 살아가기 마련이다.

알코올의존으로부터 회복하려면 어떠한 태도가 필요한가? 모든 다른 질환들과 마찬가지로 무엇보다 먼저 겸손과 삶에 대한 겸허한 자세가 필요하다. 지난날 자신이 아무리 건강하고 강인하였다 하더라도, 일단 환자가 되면 지난날과는 다른 새로운 상태의 병든 자신을 새롭게 인식하고 이를 인정하여야만 할 것이다. 이는 알코올중독만이 아니라 모든 중병에 걸린 환자에게 모두 마찬가지이다. 그 새로운 자신이 결코 본인이 원하지 않았고 바람직하지 않은 모습이라 할지라도, 이 새로운 자신을 냉정하게 인식하고 수용하여야 한다는 뜻이다.

알코올의존이라고 하면 주위의 남들이 자신을 혐오하리라고 여기지만, 남들이 싫어하는 것보다 스스로가 먼저 자신을 미워하는 것이 더 문제이다. 실제로 남들은 그렇게까지 관심이 없는 경우가 더 많다. 그러다 보니 매사에 자신을 살펴 위하기보다는 스스로를 가혹하게 취급하여 더욱 고통스럽고 난처하게 하는 쪽으로 이끌어 가는 수가 많다. 폭음의 괴로움은 물론 그 후유증인 사고나 질병을 비롯하여 정서적 고통과 같은 것들이, 모두 남들이 자신에게 강요한 것이라기보다 자신이 스스로를 학대하여 안긴 결과일 뿐이다.

최신의 의학적 지식으로는 결코 나을 수 없으리라는 중병을 앓고도 분명히 회복하고 살아나는 사람들이 있다. 알코올중독과 같이 치료가 어려운 병으로부터 회복하려면 자신의 병을 포함하여 병든 자신을 제대로 사랑하여야만 한다. “병을 자랑하라.”는 이야기나, 옛말에 “병을 손님처럼 잘 대하라.”고 하는 말이 그러한 의미이다. 병이라고 하는 손님이 대접을 잘 받고 나야 얼른 갈 길을 떠날 것이 아니겠는가? 이 말은 의지나 의욕과 같이 인간의 힘만으로 어떻게 해볼 수 없는 난치병에 직면하는 환자가 가져야 할 태도로써 매우 중요한 시사점이 있다.

단주동맹(AA)의 가장 기본적 정신은 알코올에 자신이 무력하다는 것을 인정하고, 그 대신 무한한 능력을 가진 절대자에게 의탁하자는 것이다. 평소 알코올의 영향 아래에서 독선적이고 오만하기만 했던 사람이, 이 개념을 받아들이고 나서 삶과 병에 대한 태도와 자세가 달라지기 때문에 단주가 가능한 것이 아니겠는가? 참으로 알코올의존으로부터 회복하자면 무엇보다 겸손과 겸허가 가장 먼저 필요한 것 같다.

술을 끊자면 아내의 도움을 받아야

지나친 과음으로 삶이 어지러워진 사람이 이제 술을 끊겠다고 해서 단주가 쉬운 것만은 아니다. 하물며 지난날 자신이 쌓아온 직업적, 사회적 성취가 대단했다고 스스로 만족하게 여기는 사람에게는 더욱 어려운 노릇이다. 흔히 경험하는 바는 그동안 자신의 삶이 꽤 성공적이었다고 믿는 사람일수록, 이제 새롭게 시도하는 단주가 다른 사람들보다 더 어려운 과업이 되는 수가 흔하다.

그들은 단주를 남의 도움 없이 혼자 힘으로 이루려는 경향이 있다. 지금까지 인생의 다른 분야에서 오로지 자신의 능력으로 모든 것을 이루었다고 믿기에, 마음 속으로부터 '단주! 이까짓 정도는 아무것도 아니야!'라고 여긴다. 그런데 어떻게 아내로부터 도움의 필요를 느끼겠는가.

술을 끊자면 배우자인 아내의 도움이 가장 효과적이고 필수적이다. 그런데 아내의 도움이 퍽 중요하다는 것을 알아도 여기에는 여러 가지 어려움이 많다. 우선 무엇보다 아내 자신의 문제와 한계 때문일 수 있다. 아내가 술 문제의 본질에 대한 정확한 이해가 없고, 술 문제가 있는 남편의 본성을 잘 모른다는 점이다. 이러한 문제점은 진료 때마다 부부가 같이 참여하고 보호자 모임에 나가면서 점점 이해와 인식을 제고하면서 개선할 수 있다. 그렇지만 때로는 아내 역시 정서적으로 너무 미숙하여, 남편을 위로하고 돕고 챙기는 역할이 너무나 버거울 수도 있다. 이때 부인은 별도의 정신과적 치료를 필요로 한다.

흔히 겪는 난처한 문제는 술 문제가 있는 사람의 친가 식구들이 아내보다 먼저 나서서 설치는 경우이다. 처음에는 아내보다 더 안쓰러워하며 배우자를 제치고 나서서 돕겠다고 열성을 보인다. 그러는 동안 아내는 뒤로 슬그머니 물러나 앉고 보호자로서 역할을 아예 모르게 된다. 부모인 경우에는 아기를 보살피듯 지나치게 챙기면서 며느리더러 무성의하다고 비난하는 경우도 있고, 자식들은 난폭한 술 문제의 아버지에게 무력하게 당하는 어머니를 비난하고, 어머니를 제쳐버리는 수도 있다. 그러나 어느 경우건 치료 기간이 길어짐에 따라 끝까지 일관하여 옆을 지키고 도와주지 못한다. 아내가 나서는 것만큼 다른 사람들은 끝까지 제대로 도울 수 없는 것이 알코올문제이다.

아내의 도움을 받기가 어려운 더 흔한 이유는 정작 술 문제의 당사자 때문이다. 술 문제가 있는 사람들은 이 세상의 다른 모든 사람들은 몰라도 적어도 부인들 앞에서만큼은 당당하고 강하려 한다. 그래서 아내 위에 군림하고, 완벽하게 통제하며 지배하려 한다. 나약해 보이는 부인을 신뢰할 수 없고, 결코 의지할 수가 없기 때문이라고 합리화하기도 한다. 이러한 모습에서 아내 또한 남편을 자신이 챙겨야 할 정도로 무력하고 약한 사람이라는 것을 보지 못한다. 그러면서 '자신같이 약한 사람이 저렇게 강한 남편을 위해 무얼 도와야 하느냐!'라고 할 뿐이다.

그렇지만 제대로 술을 끊는 것을 돕자면 이러한 잘못된 시각과 관념을 빨리 고쳐야 한다. 그래서 남편의 취약점을 제대로 알고 바로 이 점을 돕는 아내로, 지난날과는 달리 도움을 겸손하게 요청하고 감사하게 받아들이는 남편으로 바뀌어야 단주가 순조로워진다.

제일 술 끊기 어려운 사람

과음하고 사고를 저지르는 계층은 주로 육체적 노동을 많이 하는 농부나 어부와 노동자들 같은 사회경제적으로 하류층이라고 단정하는 수가 많다. 그러나 이는 지극히 피상적인 추론일 뿐이다. 알코올이란 화학 물질이 인간의 뇌라는 장기에 미치는 생화학적 생리적 효과가 사람의 인품과 학식과 직업에 따라 다를 수는 없기 때문이다.

자주 과음을 한다면 이로 인해 겪는 폐해는 사회경제적 계층을 따지지 않는다. 대중들의 눈에 잘 드러나지 않을 뿐, 사회의 각 분야에서 소위 더 잘 나간다고 하는 인사들의 과음과 이로 인한 실수와 폐해도 결코 적지 않다. 최근의 물의를 일으킨 모 국회의원의 경우도 마찬가지이다. 정치인, 고급 공무원, 언론인, 재벌 회사의 임원, 교육자, 판검사와 변호사, 의사, 노조 간부, 고급 장교

등의 과음의 문제와 그 후유증은 사실 일반인들보다 훨씬 심각하게 만연하여 있을 수 있다.

조OO씨는 이제 거의 8년째 단주를 생활화하고 있다. 한때 공장, 광산, 골프장, 쇼핑센터를 비롯한 큰 사업체를 8개나 운영하였다. 술도 잘 마시고 사람들과 교제도 많고 경영도 잘하고, 그래서 한때는 자신이 인생을 퍽 성공적으로 살아가는 줄 알았다. 그런데 언젠가부터 과음으로 간이 나빠져 병원의 소화기 내과에 자주 입원하였다. 근본 원인이 과음이라 매번 필자에게 의뢰되었지만, 자신은 결코 알코올중독이 아니고 정신과 진료는 필요 없다고 거부하였다. 거의 연례행사처럼 10여 차례 이상 내과 입원을 반복하는 동안 사업은 점점 기울어갔다. 결국 간 질환과 함께 사업 실패라는 최악의 상황을 겪고 나서야 자신의 음주 문제를 인정하고 정신과에 입원하였다.

큰 기업체의 사장으로 집 안팎에서 거의 평생을 남들에게 지시하며 일을 부리고 자기 멋대로 살아온 사람으로서, 24시간의 모든 생활을 규제받는 정신과 입원 생활이 처음부터 쉬울 리가 없었다. 부도의 책임을 회피하는 수단이기도 하여 입원 기간을 연장하는 동안 금단도 사라지고 머리가 점점 회복하면서 생각도 조금씩 깊어져 갔다. 대략 3개월이 경과하면서 그의 사고의 완강성은 점점 열어져 가고 수용성이 증가하여, 남들의 의견과 치료적 조언도 더 잘 받아들였다.

조OO씨 같은 경우를 위시하여 소위 잘 나간다는 사람들의 경우 단주는 대부분 더 어렵다. 그들은 자신이 잘 나가는 한 음주에 문제가 있다는 사실을 인정하지 않는다. 과음의 문제가 두드러져도 결코 심각한 문제로 인정하여 받아드리려 하지 않는다. 그동안 잘 나갔었다는 과거에 도취하여, 이제는 사업이 기울어 겨우겨우 꾸려가는 처지로 형편이 이미 전락하였음에도, 최악의 상황이 아닌 한 결코 인정하려 하지 않기 때문이다.

그런데다 평소에 그들은 늘 자신들보다 물정을 잘 모르는 상대방들과 관계하며 그들을 알려주고 가르치는 일로 세상살이하는 동안, 다른 사람들의 이야기를 경청하여 지혜를 얻고 수용하는 경험이 부족하거나 아예 없었던 수가 많다. 그래서 그를 도와주려는 사람이 아무리 경험 많은 치료자일지라도, 아무리 오랜 세월을 단주해낸 선배 환자라 할지라도, 아무리 헌신적인 부인들일지라도, 오히려 그 상대방을 독단적으로 평가하고 재단하려고만 하는 것을 보면 답답하기 짝이 없다.

질병 행동과 환자 역할

병을 앓으면 사람들은 평소와는 달리 환자로서의 특유한 행동들을 한다. 이 행동거지는 어느 정도 차이가 있지만, 동서고금을 막론하고 모든 인간에서 보편적이다. 즉 언어적으로든 비언어적으로든 고통을 겸손하게 주위에 알리는 것이다. 그렇게 함으로써 이러한 고통을 달래기 위한 도움을 요청하는 것이다. 그런 다음 베풀어준 도움을 고맙게 받아들인다. 이러한 겸손과 감사라는 일련의 행동들을 질병 행동이라고 하고 그러한 행동을 하는 것을 환자 역할이라고 한다.

이는 너무나 당연하여 사람이라면 누구나 아프면 으레 그렇게 행동한다. 아마도 자라는 동안 자기도 모르는 사이에 주위의 병치레를 보고 듣는 동안 습득한 것이리라. 그렇지만, 일부 사람들에 따라서는 질병으로 퍽 고통스러워하면서도 이 질병 행동과 환자 역할을 제대로 한다는 것이 매우 어색하고 서투른 수도 있다. 알코올중독의 문제가 있는 사람들이 바로 그렇다.

어린아이들이 아프면 보편적으로 고통의 표현이나 도움 요청을 지나치게 과장하는 수가 많다. 반면에 아직 자아가 확립하지 않은 사춘기에는 웬만하면 참고 견디려고 하며 어떻게든 끝까지 혼자서 해보려고 할 뿐, 얼른 도움을 요청하거나 받아들이지 않으려 하는 수도 있다. 집안의 가장이나 권위적인 역할만 해온 사람들은 환자 역할을 열등함이나 패배로 해석하여 쉽게 이 새로운 역할을 받아들이지 못하는 수도 있다. 정신병적 상태에서는 고통 속에서도 고통을 정확히 인식하지 못하고, 따라서 도움을 요청하려 하지도 않고 잘 받아들이지도 않는 수도 있다.

질병과 관련한 행동거지를 가장 이해하기 어려운 경우가 알코올중독이다. 질병행동도 이해하기 어렵고 환자 역할도 가장 미숙하다. 무엇보다 우선 자신이 알코올중독이라는 질병을 앓고 있다는 사실조차 알지 못하고, 때로는 알면서도 이를 부인하고 부정한다. 알코올중독이라는 사실을 인정하였다 해도, 알코올중독을 하나의 질병으로 받아들이지 못한다. 당연히 질병에 따른 합당한 질병행동을 하지 못한다. 이러한 점은 그들의 보호자들도 마찬가지이다. 따라서 이미 알코올중독이 확실하여 분명히 환자라고 하면서도, 위로하고 격려하기보다는 또다시 술을 마실까 봐 끊임없이 감시하고, 혹시 몰래 마시지 않았을까 앞질러 의심하고, 흘러간 지난날의 실수를 거푸 비난할 뿐, 보호자로서 도움에 대해 깊이 생각하지 못한다.

질병으로 인식한다 해도 합당한 환자 역할을 하기가 어렵다. 오랜 과음으로 인한 뇌의 손상은 자신과 대상을 섬세하게 파악하는 감각기능에 장애를 일으켜, 나와 남과의 관계에서 서로 간의 조율을 어렵게 하고, 알코올 문제의 크기와 범위 그리고 미래에 대한 예측을 불가능하게 한다. 나아가 자존심이 여지없이 박살 나 있어, 남들에게 도움을 요청하고 받아들이기가 매우 힘든 일이 되어버린다. 겸손하게 도움을 요청하고, 고맙게 도움을 받아들이는 가장 기본적인 회복 활동조차 매우 어려운 일이다.

알코올중독의 회복에서 바로 이 질병 행동과 환자 역할만이라도 제대로 할 수 있다면, 치료는 매우 효과적이고 회복의 시간을 퍽 앞당길 수 있을 것이다. 가족들 또한 아무리 힘이 들더라도, 도와주는 일이 퍽 가슴 뿌듯한 일이 될 것이다. 왜냐하면 처지가 어려운 사람에게 베푼 도움으로 무언가 나아지면 그 기쁨은 생각보다 큰 보람을 안겨 매우 큰 보상이 된다. 단지 "고마워, 여보."라고만 할 수 있어도, 얼마나 좋겠는가.

3장
단주 시작

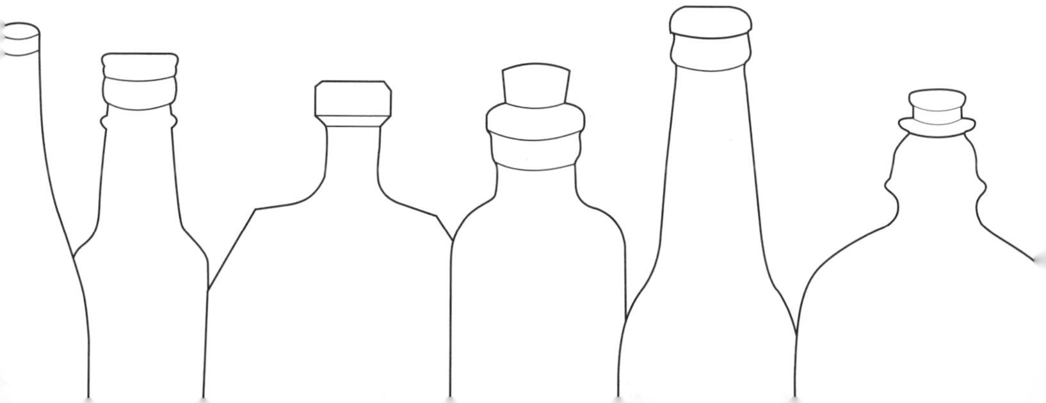

가능하면 외식을 하지 마십시오

단주를 기복 없이 잘 해 나가려면 생활을 규칙적으로 하라는 말을 자주 듣는다. 즉 모든 일상생활을 규범에 따라 규칙적으로 하라는 말이다. 여기에는 의식주가 모두 포함되며 특히 먹는 것과 잠자기가 중요하다.

오늘날처럼 바쁘고 복잡한 사회생활에 식생활을 규칙적으로 하기란 말처럼 간단한 일이 아니다. 직장에서의 회식을 비롯하여 저녁이나 주말이면 각종 모임과 행사와 경조사가 겹치는데다가, 먹을 것들도 여기저기 널려 있어 수시로 무언가를 먹고 마시는 것이 흔한 세태이다. 따라서 반드시 집에서 제 시간에 식사를 하겠다고 스스로 엄격한 규칙을 정하지 않으면, 규칙적인 식생활은 거의 불가능하다.

이OO씨는 단주를 시작한 후 집에서 제 시간에 식사하는 것을 자신의 새로운 생활규칙으로 만들었다. 그래서 아침과 저녁 식사는 반드시 집에서 하고 점심은 도시락을 싸가지고 다녔다. 직장에서 회식은 으레 빠지고, 저녁 시간의 각종 모임에 참석하지 않기로 하였다.

그렇게 지내는 중에 지방으로 전출을 가서 주말에만 집에 돌아오고 주중에는 외지에서 혼자 지내야만 하는 형편이 되었다. 집을 떠나 혼자 생활하면서 규칙적인 식사를 하기란 더욱 어려운 노릇이다. 하지만 그는 아무도 없는 사택에 정시에 퇴근하여 돌아와, 매일 냄비 밥을 지어 혼자지만 제대로 식탁을 차리고 저녁을 먹고 설거지하는 것을 자신의 새 일과로 삼았다. 아침에는 간편하게 시리얼 같은 대용식을 하면 시간 여유가 있어 달리기나 야트막한 산에 오르기를 할 수 있었다고 한다. 점심만큼은 구내식당을 이용하였다.

현지에 혼자 부임하여 지내다 보면 퇴근 후에 비슷한 처지의 사람들끼리 자주 어울리다가 식사인지 음주를 위한 자리인지 구별 없이 저녁마다 결국 술자리로 이어지는 기회가 잦다. 처음부터 집에서 스스로 취사하기로 마음먹고 휩쓸리지 않아서 규칙적인 생활을 할 수 있었다는 것이다.

그러나 주말에 집에 돌아오면 가끔은 어쩔 수 없이 외식을 하여야만 했다고 한다. 오랜만에 보는 애들과 외출하다 보면 밖에서 식사를 해결해야 하는 경우들이었다. 외식이라면 으레 기름진 고기에 술 마시는 것이 연상이 되어 가능한 술과 관련 없는 식당을 자주 찾았다고 한다. 칼국수 집, 산채 백반집, 보리밥집, 막국수 집 따위가 그런 곳이었다. 그렇지만 외식을 할 때마다 애들은 고기를 원하여 어쩔 수 없이 고깃집에도 갔다고 한다.

육류 위주 식당을 이용할 때면 그는 어떤 의식(儀式)을 따르듯 가장 구석진 곳의 식탁을 찾는다. 그리고 애들을 벽에 기대어 앉히고, 본인은 면벽수행(面壁修行) 하듯 벽을 보고 앉는다. 왜냐하면 등을 벽에 기대고 앉으면 식당 안의 전경이 눈에 들어오고, 그러다 보면 여기저기에 널려 있는 술병들과 술잔을 기울이는 사람들의 모습이 자꾸 눈에 꽂힌다는 것이다. 그것이 너무나 불편하여 등을 뒤지고 앉는다는 것이다.

그런 것들을 본다고 바로 음주 충동이 생기고 바로 술을 입에 대는 것은 아니지만, 조금이라도 자신을 그러한 갈망에 휘말리게 하지 않으려 한 것이다. 나아가 자신은 전혀 인식하지 못할지언정 자신의 무의식 속에 음주 갈망이 조금씩 축적되어 언젠가 튀어나올지 몰라 미리미리 조심하는 것이라고 하였다.

단주는 시간이 걸리는 작업이다

술을 끊은 지 불과 얼마 되지 않는 알코올중독자는 이제 술을 완전히 끊었다고, 그래서 이제는 평생토록 절대로 마시지 않겠노라고 큰소리친다. 그런 반면에 술을 끊은 지 이미 10년이 넘은 사람들은 자신은 아직도 예전과 똑같이 알코올중독자이며, 이제 갓 술을 끊은 사람들과 마찬가지로 한 잔만 입에 갖다 대도 바로 예전과 똑같아진다고 말한다.

분명한 것은 이렇게 10년도 넘게 술을 끊어온 사람도 단주 초기에는 이제 갓 술을 끊은 사람과 똑같이 평생동안 완전한 단주를 자신하며 큰소리를 쳤다는 사실이다. 그러다가 한두 번씩은 실수를 하거나 재발을 겪고 난 후 점점 단주에 대한 생각이 변화한 것일 뿐이다.

알코올중독자들이 처음으로 술을 끊고 몇 주일 정도 시간이 지나면 감각을 조금씩 회복하기 시작한다. 감각이 회복하여 가면서 지난날 전혀 보지 못하고 느끼지 못하고 그래서 알고 이해하지 못하던 일을 새롭게 보고 느끼고 알기 시작한다. 인생살이에서 이렇게 새롭게 알게 된 것들이 너무나 엄청나므로 '아 바로 이런 것이구나!'라는 깨달음에 스스로 놀란다. 그것이 단지 매우 일부분의 피상적인 것임에도 불구하고 그 깨달음만으로 그동안 힘들었던 인생의 여러 어려움을 이내 모두 해결할 수 있을 것으로 착각하는 수가 많다. 바로 근거 없는 장밋빛 낙관주의에 빠지고 유아적 만능감으로 들뜨기 쉬워지는 시기인 것이다.

그러다 보니 겸손하기보다는 오만하여지기 쉽고 남의 이야기를 경청하기보다는 자기주장만을 지나치게 완고하게 고집하거나, 스스로를 도우려 하기보다 남들을 우선하여 살피려 하고, 자기 몸과 마음을 챙기기보다는 업무나 도리를 더 잘하려고 하는 수가 많다.

단주 초기 시기에는 조금 더 겸손하려고 하는 것이 좋다. 자신이 힘이 세고 유능하다고 생각하기보다는 매우 무력하고 여리다고 인정해버리는 것이 편하다. 그래야 겸손해질 수 있다. 그래야만 취약한 자신의 몸과 마음에 더 주목하고 이를 잘 추스르는 것이 가능해진다. 마땅히 우리는 자신에게 더 친절하여야 할 시기에 와 있는 것이다.

단주의 기간이 경과하면서 처음보다는 완만하지만, 매일같이 새롭게 보고 느끼고 깨닫게 되는 것이 쌓여간다. 똑같은 일을 겪어도 지난날과는 다른 입장에서 보는 것이 가능해지고 다르게 해석하는 것이 가능하다. 이에 따라 이해의 폭이 넓어지고 견뎌내는 힘이 증가한다.

단주가 4, 5년째 되는 어느 알코올중독자가 "어제 또 새롭게 알았다. 직속 상사 때문에 번번이 화가 치밀어 못 견디었는데, 날 특별히 싫어해서가 아니라 그는 그의 입장에서 얼마든지 그렇게 행동할 수밖에 없는 것일 뿐이더라. 문제는 내가 거기에 휘둘리지 않으면 되는 것인데……", "매번 그런 걸 갖고 그가 바뀌어야 한다고만 고집해온 것이 내 문제가 아니었을까?"라고 하였다. 만약 이러한 성찰이 가능하다면 스트레스 받았다고 또다시 술 마실 일은 훨씬 줄어들지 않겠는가?

모임에서 술 안 마시기

연말은 송년회다 크리스마스다 해서 일 년 중에 가장 모임이 많고 더불어 가장 자주 가장 많이 음주하는 시기이다. 과음의 문제가 있어서 술을 끊기로 하였다면 이 시기에는 가능한 술이 있는 모임이나 자리에는 당분간 피하는 것이 좋다. 그렇지만 단주를 처음으로 시도하는 사람들은 아무리 충고하여도 그런 자리를 피하는 것이 마치 자신에게 중대한 결함이 있는 것으로 비쳐질까 봐, 그래서 자존심이 상하여 무리를 해서라도 그러한 자리에 참석하려는 수가 많다.

모두들 마음 편하게 술을 들이켜는 자리에서 혼자 술을 마시지 않고 버티기란 그리 간단한 일이 아니다. 그렇지만 미리 계획을 세우고 마음으로부터 결단을 내리고 참석한다면 끝까지 술을 마시지 않는 것이 가능할 수도 있다.

다음은 어쩔 수 없이 참석하였을 때 대처하는 방법들이다.

- 술만 있고 다른 음료수가 없다면 미리 자신의 음료수를 시켜놓고 자리에 앉는다.
- 가능한 남들의 주목을 받는 중앙의 주빈석에 앉기보다 주변에 앉도록 한다.
- 평소에 음주를 하지 않는 사람들, 즉 비주류들이 앉는 자리에 합석하도록 한다.
- 이제 단주를 처음으로 시도하는 사람이라면 술자리가 끝나기 전에 가급적 일찍 일어난다.
- 힘들면 조용히 먼저 자리에서 일어날 수 있도록 문 쪽에 가까이 앉는다.
- 가방이나 서류봉투 모자 따위의 물건을 지니고 참석하지 않는다. 먼저 일어나 나오려 할 때 표시가 나서 주위의 만류를 받으면 신경이 쓰여 나오지 못하는 수가 있다.
- 만약 술을 권하면 조용하게 그렇지만 단호하게 "마시지 않겠습니다"라고 말한다. 구구절절 이유를 설명하지 않는다.
- 가능하면 먼저 음식을 먹고 배를 채우도록 한다.
- 만약 음주 갈망을 조금이라도 느낀다면 주저 없이 일어난다.
- 자신이 술을 마시지 않고 있다는 사실이 의식되지 않도록, 옆 사람들과 대화를 많이 한다든가 게임이나 놀이에 몰두한다.
- 대부분 사람들이 술이 좀 들어가면, 남들이 무엇을 마시는지 관심도 없고 술이 아닌 다른 음료수를 마셔도 전혀 모른다는 것을 기억한다.
- 가능하다면 부인을 대동하거나 술을 마시지 않는 동료와 함께 간다.

- 어떤 술자리에서도 술을 마시지 않고 말짱한 사람은 자신 혼자만이 아니다. 가능한 그런 사람들과 함께 어울려 시간을 보낸다.
- 지난날 늘 함께 어울렸던 단짝 술친구가 취했다고 해서 끝까지 그를 보살피고 집에까지 데려다 주려고 하지 않는다. 그를 구원하려고 할 필요가 없다. 혹시 과음으로 실수를 저질러도 그가 자신의 실수로부터 스스로 깨달을 수 있는 기회를 주는 것이 그의 존엄성을 존중하는 것이다.
- 결코 무슨 일이 있더라도 마시지 않는다.

배우자의 비평과 재발

알코올중독자의 회복을 위한 치료를 시작하면서 초기에 겪는 또 다른 어려움 중의 하나는 보호자인 부인들 또한 이해시키고 설득하기가 매우 어렵다는 것이다. 그동안 수없이 많은 단주 시도가 번번이 실패한지라, 또다시 시작하는 현재의 치료로써 단주에 대한 확신이 없는 것이다. 그들을 안심시키고 치료에 잘 참여하도록 설득하는 일이 간단하지 않다. 오직 치료자만이 모든 결과를 좌지우지하는 듯이 끊임없이 재촉하여 조급한 성과를 요구하기도 하고, 치료자에게 자신의 생각을 그대로 입력시켜 환자에게 영향을 미치게 하려고 할 뿐이다. 그렇지 않으면 불안하여 안심하지 못한다. 알코올중독자와 함께 살아가노라면 부인들 또한 환자와 마찬가지로 병들어 있다고 할 수밖에 없다.

알코올중독 회복의 프로그램이 효과적이려면 배우자들을 돕는 프로그램이 필수적이다. 이러한 프로그램을 통하여 알코올중독이라는 질환과 이 질환의 희생자로서의 환자인 알코올중독자를 이해할 수 있다. 그래야만 환자를 위로하고 격려하여 회복에 이르게 하는 것이 가능하다. 이렇게 할 수 있기 위하여 우선 배우자들이 스스로 마음의 안정과 여유를 가져야 하고, 이는 같은 경험과 비슷한 처지의 가족들의 모임을 통하여 효과적으로 이루어진다.

이 점과 관련하여 최근의 연구 결과는 이를 더욱 분명하게 하였다. 뉴욕대학의 윌리암 팔스 스튜어트는 배우자(부인)가 환자를 지지하지 않고 환자의 행동거지에 대해 비평하는 경우에는 회복에 성공적이지 못함을 밝혔다. 실제 부부치료를 받는 사람들이 그렇지 않은 사람들보다 훨씬 나은 결과를 나타냈다고 보고하였다.

실제로 많은 부인들은 알코올중독인 남편의 언행에 대하여 비평적이다. 그의 연구 결과에 따르면 단지 2%만을 제외하고는 대부분의 알코올중독자들이 자신의 부인이 자신에게 비평적이라고 시사하였다. 29%는 부인이 지나치게 비판적이라고 하였다. 그리고 나이가 더 든 남자들일수록 더 그러하다고 하였고, 그들의 결혼관계의 상태도 나쁜 상황이었다.

이 연구는 부인들이 실제로 비평적인지 아닌지를 밝히는 것이 아니라, 환자들이 부인에 대하여 어떻게 지각하는가를 조사한 것이므로 해석에 주의를 요한다. 알코올중독자들은 오랜 과음의 기간 동안 크고 작은 실수와 실패를 겪으면서 대개 자존심이 크게 떨어져 있는 수가 많다. 따라서 상대방이 반드시 비평적이지 않고 단지 중립적인 표현을 하였을지라도, 이것이 자신을 비난하거나 비평하는 것으로 지각하기 쉬운 점도 없지 않다. 또한 재발이 잦은 경우, 부인들이 더 비평적일 수밖에 없다는 점도 유념해야 한다.

따라서 보호자 모임에 참여하면서 환자들의 이러한 점까지도 이해하게 된다면 회복 초기에 불필요한 자극으로 재발의 위험을 겪을 필요가 없다. 현재로서 술을 마시지 않겠다고 하고, 단지 얼마 되지 않았지만 술을 마시지 않는 것만으로 충분히 애쓰고 있다는 사실을 상기하고 인정해주는 것이 좋다. 이를 잘 모르는 부인들은 술을 끊자마자 조급하게 전반적인 변화를 기대하고는 실망하여 불평을 해대는 수가 많은데, 바로 그 점이 가장 흔한 재발의 원인이 될 수 있다는 점을 기억하는 것이 필요하다.

술을 끊고 친구들과 어떻게 만나야 하는가?

알코올중독으로 시달렸던 사람이 계속 술을 끊으려면 지난날 어울리던 사람들과의 관계에도 변화가 있어야 한다. 단주의 초기에는 으레 예전처럼 어울리되 단지 술만 마시지 않으면 괜찮다고 생각한다. 친구나 친교와 모임에 대하여 가졌던 고정 관념을 고치지 않은 채 지난날처럼 똑같이 어울려 지낸다면 재발은 필연적이다.

단주를 시작하면서 이내 겪는 어려움의 하나는 주로 인간관계에 대한 것이다. 이 시기는 가족들과의 불편한 관계도 아직 충분히 회복하지 않았고, 치료 중 만나 알게 된 단주의 동료들과도 아직 서먹서먹하다. 그리고 지난날의 친구나 아는 사람들을 만나는 것이 매우 꺼려져 대개는 고립적으로 되어 외로운 시기이다.

처음에는 수치감으로 사람들을 피해 밖에 잘 나가려 하지 않고 전화도 받지 않고 모임에도 참석하지 않으며, 집안에만 들어박혀 지내려는 수가 많다. 그러나 속으로는 "혹시 내가 없는 사이에 무슨 일은 없었을까?"하는 궁금증부터 "내가 나타나지 않는 동안 나에 대해 얼마나 나쁜 소문이 퍼졌을까?", "정신과에서 치료받았다고 배척하지나 않을까?", "만나면 알코올중독이라고 멸시하지나 않을까?"하는 등 걱정이 많다.

얼마간 시간이 지나도 아직 아무런 낙을 개발하지 못하여 답답하고 지루하기만 하다. 그러면 지난날 사람들과 거침없이 어울려 떠들썩하고 즐겁게 지낸 음주생활이 그리워지기 마련이다. 스스럼없이 전화도 받게 되고 오다가다 사람들을 만나기도 하는 것이 당연하다. 이때쯤 되면 슬슬 스스로 합리화하기 시작한다. "살겠다고 평생 사람들도 만나지 않는다면, 무슨 의미가 있는가."하기도 하고, "먹고 살려면 사람들을 만나야지 그렇지 않으면 어떻게 살아갈 수 있겠는가."하는 식의 극단적 가정을 하고, '본인의 결심과 주관이 확실하면 아무 문제가 없다'면서 자신의 단주 의지력이나 판단을 과신한다. 그러면서 점점 예전의 친구들을 만날 자리나 조건을 찾게 되고 자진하여 그러한 기회를 만들기도 한다. 객관적으로 보아 상황이 분명히 좋지 않은데도, 자기 식대로 기만적으로 유리하게 해석하고는 사교적인 대외활동에 빠져든다.

처음에는 술자리에서도 끝까지 마시지 않고 버틸 수 있다. "술을 완전히 끊었다. 이제 절대 술을 권하지 말라."고 하기도 한다. 그러나 분명한 것은 이런 처신은 본인도 모르게 스스로에게 스트레스를 누적시키고, 결국에는 '딱 한 잔인데 어때.'하며 받아 마신다. 단지 시간문제일 뿐이다. 경우에 따라서는 단주를 큰소리친지라 술자리에서는 끝까지 마시지 않다가, 모임이 끝나고 혼자가 되었을 때에 남들 몰래 음주하는 수도 꽤 많다.

단주를 성공적으로 유지하자면, 초기에는 예전의 술친구나 술자리에는 참석하지 않는 것이 원칙이다. 수년 이상의 단주로 단주생활이 안정적으로 확립된 후, 선별적으로 친구를 만날 수도 있고 모임에 참석할 수도 있다. 오랫동안 소식이 끊겼을지라도 진정한 친구라면 그동안 얼굴을 보이지 않았다고 하여 결코 외면하거나 경원시하지 않을 것이다. 오히려 어려운 단주를 해낸 것을 높게 평가하고 지난날보다 더 배려하고 존중해주더라는 것이 장기간 단주해 온 사람들의 일치한 경험이다.

"술을 끊으려면 인간이기를 포기하세요!"

수년째 안정적으로 술을 끊고 가정적으로나 직업적으로 회복하여 퍽 만족하게 살아가는 원○○씨에게, 단주를 다시 시작한 지 얼마 안 된 권○○씨가 부러워하며 오랜 단주의 비결을 물었다. 나이도 훨씬 더 어린 사람에게까지 단주의 비결을 묻는 권○○씨의 태도에서도 지난날과는 퍽 달라진 모습을 발견할 수 있었다. 그런데 그의 대답은 의외로 간단하였다. "비결이랄 게 있나요. 단주 모임에 꾸준히 나오면 저절로 끊어지지요."라고 말하였다. 이 말이 성에 차지 않았는지 권○○씨가 더 다그쳐 묻자, 그가 한 대답은 "단주를 하려면 인간이기를 포기하세요."였다.

'인간이기를 포기하라고? 이 말이 도대체 무슨 뜻이지? 오로지 인간답게 좀 제대로 살아 보려고 그렇게 어렵다는 술을 끊으려고 하는데……' 하는 의문이 권○○씨의 표정에서 역력하였다. 그는 이미 10여 차례나 재발하며 입원과 퇴원을 반복하다가 이번에서야 단주를 조금 더 길게 이어가는 중인 사람이었다. 지난날 그는 웬만한 사람들보다 더 강한 단주에 대한 열의와 의지로 자신감에 넘쳐 자기 식대로 단주를 하겠다고 하였지만, 늘 얼마 못 가 다시 술에 빠져버렸다. 좌절감과 함께 자존심도 퍽 상하였을 것이다.

재발을 거듭할수록 더 문제인 것은 망가진 자존심을 회복하겠다고 자신이 관계하는 모든 일을 더욱 모범적으로 잘하려고 하여, 매사에 도리를 다하려고 갖은 노력을 기울인다는 점이었다. 대가족 환경에서 형님이나 누나들을 제치고 홀어머니에게 더 효도를 하려고 하고, 일터에서는 아래 사람들의 처지를 동정하여 더 챙기고 상사들의 부당한 지시에 늘 대신 나서서 싸워주려 하고, 부인의 만류에도 불구하고 동네에서는 어려운 처지의 사람들을 나서서 도와주려고 하였다. 그러는 동안에 형제들, 상사, 아내와 같은 반대 입장의 사람들을 부도덕한 사람으로 치부하고 극렬하게 매도하곤 하였다.

그는 언제나 도리를 따지는 사람이었다. 그의 삶에 가장 중요한 원칙은 도리밖에 없는 듯하였다. 그것이 인간다운 삶이라고 믿었기 때문이었다. 그렇지만 마지막 결과는 언제나 너무나 도리에 어긋나는 무도한 삶이 되어버린 것이었다. 술에 취하여 도리에 어긋나는 것은 말할 것도 없고, 술에 취하지 않았을 때에도 도리를 잘하겠다는 것이 다른 측면에서 보면 너무나 도리에 어긋난 수가 많기 때문이다.

언제까지나 도리만을 생각하고 살아간다고 해서 인간답게 잘 사는 것은 결코 아니다. 왜냐하면 인간이 잘산다는 것은 오로지 도리를 다하는 것으로 완결하는 것이 아니라, 잘 살아가기 위한 여러 가지 원칙들 중에서 도리를 지킨다는 것은 그중에 하나일 뿐이라는 사실이다. 그런데 그 도리라는 것을 지극히 자기중심적으로 해석하고, 오로지 도리만 챙기려다 보면 오히려 부족한 부분이 너무나 클 수도 있다.

알코올중독인 사람들 중에는 흔히 도리라는 짐에서 벗어나지 못해 힘에 벅차 번번이 술에 의지하다가 오히려 기본적인 도리를 제대로 못 하는 수가 많다. 원○○씨가 인간이기를 포기하라는 말의 참뜻은, 평소에 권○○씨가 지나치게 강조한 바로 이 인간으로서 도리라는 데에 너무 함몰하지 말라는 의미에 다름 아닌 것이다.

숨겨진 음주 갈망

술을 끊은 지 10여 년이 넘은 사람들도 가끔은 음주의 갈망, 즉 술 생각이 일어난다고 보고한다. 그렇다고 해서 그들이 그 음주 갈망에 압도하여 이내 술을 입에 갖다 대지 않고는 못 배긴다는 뜻은 아니다. 그런데 이상한 것은 이제 술을 끊기 시작한 지 불과 얼마 되지 않는 사람들은 '나는 술 생각이 전혀 안 난다.', '나에게 더 이상 술 생각이 날 리가 없다.'고 극구 강조한다. 무슨 차이일까?

실제로 처음 얼마 동안은 음주 갈망이 전혀 없는 것 같은 시기도 있을 수 있다. 특히 과음의 결과로 최근에 정말로 큰 위기를 겪고 혼쭐이 난지 이제 얼마 되지 않을 때에는 더욱 그러하다. 간경화의 합병증으로 식도 혈관이 파열하여 피를 세숫대야로 두 번이나 받아내고, 또는 중풍을 맞아 그 후유증으로 걷지를 못하거나, 중환자실에서 몇 날 며칠을 보내고 퇴원한 지 얼마 되지 않는 사람에게서 어찌 술 생각이 날 수 있겠는가. 삶과 죽음의 경계를 넘나드는 위기는 물론, 이혼이나 파면과 같은 문제가 제기되었다가 겨우 모면하고 넘겼다면, 누구라도 얼마 동안은 술 생각이 나지 않을 것이다.

그러나 분명한 사실은 인간은 망각의 동물이라 아무리 위태로운 절체절명의 위기를 당했어도, 시간이 지나면서 점점 그 위기감은 옅어져 가고 기억이 흐려져 가기 마련이다. 그러면 처음에 술과 관련하여 아무런 생각이 없었다 하더라도 또다시 음주 갈망이 슬금슬금 올라오기 시작한다는 점이다. 문제는 그렇게 방심하였으므로 아무런 대응 방법도 미리 생각해 내지 못한 데다, 큰소리를 쳤기 때문에 이를 자꾸 부인하고 숨기려고 하는 데에 있다. 또 술 생각이 난다는 것은 의지력 부족으로 마치 자신이 도덕적으로 큰 결함이라도 있거나, 지각이 없는 사람이라서 그렇다고 여기고는 스스로도 창피해하기 때문인 수도 있다. 하지만 이는 어디까지나 망각이라는 인간의 속성 때문일 뿐이고, 처음으로 단주를 시작하는 이들이라면 거의 대부분 겪는 시행착오일 뿐이다.

음주 갈망을 부정하려는 마음이 드는 한 문제는 더 복잡해지기 쉽다. 음주 갈망을 솔직하게 드러내고 직면하여 해결하려고 하지 않는 동안 이는 더 왜곡될 수밖에 없다. 그래서 가만히 들여다보면 사실은 음주 갈망 때문에 비롯한 일이지만, 이해하기 어려운 부적절한 행동 반응이 잦아진다. 예를 들어 이유 없이 짜증을 자주 내고 애꿎게 신경질을 부린다거나, 기분이 울적해져서 사소한 일에도 자꾸 원망만 늘어놓는다든가, 공연히 예민해져서 매사에 충동적으로 과격하게 반응한다든가 하는 것들이 그런 것들이다.

단주가 진행되어 감에 따라 자신을 더 깊이 살피고 탐색하는 것이 필요하다. 그러면 자신 속에 숨겨진 음주갈망을 발견하기란 어려운 일이 아니다. 그런 다음에 이를 솔직하게 인정하고 받아들이고 드러내는 것이 바람직하다. 그러면 이에 합당한 적절한 대책을 세울 수 있다. 그렇지 않으면 이 시기에 배우자 또한 잘 모르므로 그러한 행동거지를 음주 갈망과 연관을 지어 생각하지 못하고, '공연히 까탈을 부리고 사람을 못살게 군다.'거나, '왜 성격이 저 모양일까.'하며 못마땅해하고 비난하기 쉽다. 정작 술 문제와 연관된 특성이라는 것을 전혀 생각하지 못하고, 방심하고 오히려 자극하여 조만간에 다시 술로 미끄러지는 것을 방조하는 것이 전형적인 재발의 사례이다.

"저 사람 술 주면 안돼요!"

김OO씨가 술을 끊기 시작한 지 반년쯤 되었으니 이제 평생에 걸쳐 가장 오래 단주하고 있는 셈이다. 지난날 수차례 병원을 들락거렸던 그는 처음에는 단지 금단 증상이 없어지고 신체 증상이 나아지자마자, 술병과 자신에 대해서 아무것도 모른 채 단주를 자신하면서 퇴원하고는 하였다. 그러나 불과 얼마 지나지 않아 다시 입원하지 않으면 안 되는 모습을 반복하였다. 이번에는 어느 때보다 더 길게 입원하고 퇴원 후에도 단주 모임에 꾸준히 참여하더니, 어느덧 모임에서 자기표현과 주장도 훨씬 나아졌다. 아내에 대한 불평불만을 비롯하여 평소에 꽁꽁 감추어두었던 자기 심중을 스스럼없이 잘 말하였다. 다음은 아내에 대하여 매우 화가 났던 상황에 대한 이야기이다.

모임에 부부 동반하여 참석하였다. 으레 그렇듯이 단지 식사

모임일지라도 술이 나오고, 옆 사람에게 통상 술을 권하는 것이 일반적이다. 이러한 상황이 오면 남편의 술 문제에 극도로 날카로운 그의 부인은 무척 긴장하고 술병과 술잔에 잔뜩 신경이 곤추세워지는 모양이다. 이럴 때에 부인들이 술 문제가 있는 남편에 대한 이해가 부족하고 마음의 여유가 없다면 바로 실수하기가 쉽다. 바로 그의 부인이 그런 경우이다.

앞자리의 사람이 술병을 들고 술을 권하려고 하자마자 먼저 일어나 "저 사람 술 주면 안 돼요!"하고 외치면서 손사래를 치더라는 것이다. 그 말을 듣는 순간 그는 자신이 절대로 술을 마셔서는 안 된다는 것을 알아도, 피가 거꾸로 솟듯이 화가 나서 이것저것 따질 것 없이 보란 듯이 소주를 병째로 들이켜고 싶었다고 한다. 음주충동을 억지로 참으며 부인에게 "됐네, 됐어"하고 얼버무리며 겨우 그 순간을 넘겼다고 한다.

보호자들의 이 같은 언행은 단주하려는 사람에게 도움이 되기보다는 다시 음주를 시작하고 재발하는 길로 들어서게 할 가능성이 크다. 잘 도와주려면, 같이 있는 순간만큼은 먼저 그 사람의 입장에 서서 그 마음을 헤아려주는 것이 필요하다. 그렇지 않으면 언제나 부인 자신의 입장에서 늘 급하고 불안한 마음이 앞서버리기 때문이다. 그래서 깊이 생각하지 않고 내뱉는 이런 말 한마디에 그들은 너무나 큰 상처를 입는다. 단주 초기라면 이런 일은 바로 음주로 직결되기 마련이다.

이러한 언행을 흔히 오버한다고 말한다. 술병에 걸렸다 해서 그들이 언제나 걸신들린 듯 음주 갈망에 휩싸여 지내는 것이 아니다. 단지 술이 앞에 있다고, 술을 권한다고 으레 음주 욕구를 참지 못하는 것은 아니라는 말이다. 더 참기 어려운 것은 음주를 촉발하는 부정적 감정들이다. 장전한 총의 방아쇠를 당기면 바로 총알이 발사되듯 그러한 감정은 바로 술잔을 입에 갖다 붓게 만든다.

불안이 많은 보호자들이 언제까지고 단주를 본인에게 믿고 맡기지 못하고, 옆에서 늘 감시하듯이 지켜 서서 오버하는 수가 많다. 그러다 보면 조만간에 견디기 어려운 분노만 초래할 따름이다. 그럴 때에 정작 음주 갈망을 참을 수 없게 하는 것은 술병이나 술잔이 아니라 분노라는 사실을 알아야 한다.

본인은 나름대로 어떻게 술을 피할까 하고 요모조모로 궁리를 했을 수도 있다. 나름대로 누가 술을 권하면, "술을 마시지 않습니다, 다른 음료수로 대신하겠습니다.", "싫습니다. 마시고 싶지 않습니다."라든가, "고맙습니다만, 술을 끊었습니다."라며 의젓하게 거절을 시도해 보려고 했을 수도 있다. 그리고 이렇게 한 자신을 스스로 무척 대견스러워할 수도 있다. 그러나 부인의 이러한 말 한마디는 이런 기회를 박살내버린 꼴이 되고, 그의 자존감을 발전시키는 경험을 방해한 것이기도 하다.

부인들이 음주와 관련하여 너무 앞질러 걱정하고 불안해하고, 그래서 오버하는 것은 결코 그들에게 도움을 주지 못한다. 오히려 음주 쪽으로 한 발짝 더 다가가게 할 뿐이라는 사실을 알아야 한다.

4장
알코올중독의 잘 모르는 폐해

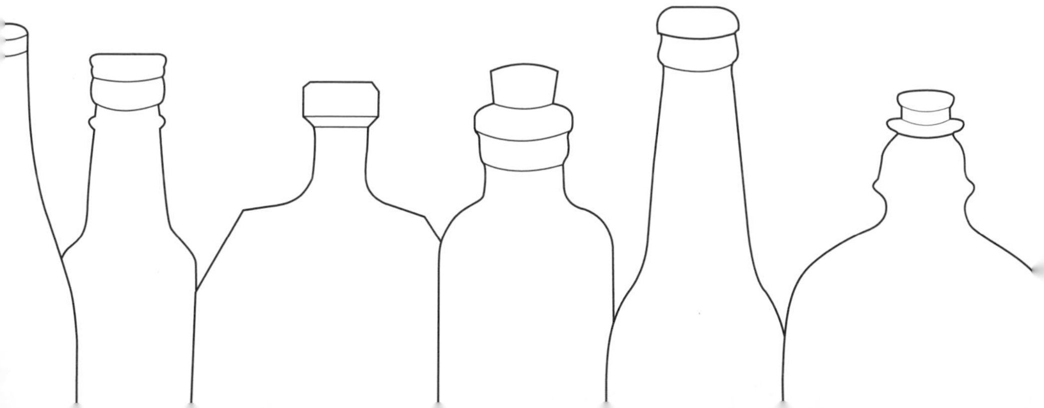

살기 위하여 술을 끊는다

만약 술을 끊고자 한다면 스스로에게 '술을 왜 끊으려 하는가?'라고 질문을 해 볼 필요가 있다. 그리고 그 대답이 '살기 위하여 술을 끊는다.'라는 대답보다는 다른 대답이 먼저 나온다면, 그 대답이 무엇이든 아직은 진정으로 술을 끊으려는 동기가 없거나 부족한 것이라고밖에 할 수 없다.

정말로 살고 싶어 하고, 진정으로 살고자 해야만, 술을 끊을 절박한 동기가 생겨난다. 이 간절한 희구가 있고 나서야 술을 끊어야겠다는 절박한 이유가 생기는데, 이는 흔히 자신이 죽음의 문턱에까지 가 있다는 인식을 하고 난 이후인 수가 많다. 암, 간경화, 중풍, 심장병 따위로서 흔히 지나친 과음의 후유증으로 알려진 위독한 중병들이 대표적이다.

그렇지만 알코올중독자 중에는 과음의 후유증으로 죽음이 임박하였는데도 '더 살고 싶지 않다.'고 하며 계속 음주하는 사람들도 있다. 내과 병동에서 가끔 보게 되는데, 간경화로 생긴 식도정맥류가 파열하여 대량 출혈을 하고도, 피가 멎자마자 몰래 병원 밖으로 빠져나가 소주를 들이켜고 들어오는 사람도 있다. 그 지경에 놓인 사람은 '살기 위하여' 보다는 단지 순간의 괴로움을 피하는 것만 더 긴박하므로, 술을 끊고자 하는 동기가 생길 수 없다.

경우에 따라서는 생명보다는 삶의 다른 차원에서 죽음을 상징하는 결정적 위협을 느끼고 나서야 단주가 절박해진 경우도 있다. 예를 들어 실제로는 술로 가정생활을 그렇게 잘하지 못하였으면서도 인생에서 가장 중요한 의미를 가정과 가족에게 두었다면, 술로 가정이 깨어질 절박한 위기를 실감하고서야 단주의 동기가 절실할 수 있다. 여기에서 '살기 위해서' 란 배우자와 가족들과 함께 잘 살기 위한 것이다.

어떤 사람은 직업적 신분을 잃을 때가 임박하여서야 술을 끊으려고 한다. 그는 '살기 위해서' 는 직업을 갖고 돈을 벌어야 한다는 관념으로, 직장을 잃는다는 것은 일종의 사회적 죽음으로 해석하기 때문에 술을 끊고자 하는 동기가 남다를 수 있다. 특히 오늘날처럼 경제적 능력이 인생의 모든 것에 우선하고 직장을 새로 구하는 것이 지극히 어려워진 세태에서, 이는 퍽 중요한 단주 동기 유발 인자가 될 수 있다.

어떤 노인은 치매나 중풍으로 타인에게 의존할 수밖에 없는 비생산적인 의존적인 처지를 죽는 것보다 더 수치스럽고 무의미하다고 여긴다. 그러한 삶은 제대로 사는 것이 아닐 뿐 아니라 치욕으로 인식한다. 그래서 단지 수명의 연장을 원해서가 아니라 사는 날까지 독립성과 품위를 갖고 '제대로 살기 위하여' 치매나 중풍의 원인이 되는 음주를 삼가려는 동기가 생긴다.

이렇듯이 살기 위해서 술을 끊는다는 것은 차원이 여러 가지이다. 아직 젊은 알코올중독자에게는 살기 위해서 술을 끊도록 권유하여 보았자 코웃음만 칠뿐이다. 쓸데없는 공갈로밖에 들리지 않기 때문이다. 그렇지만 각자가 놓인 인생의 단계에서 가장 중요한 부분과 과음의 후유증을 연관시켜 보면 걸리지 않는 데가 없다. 바로 그러한 점을 지렛대로 하여 단주의 동기를 개발하는 것이 필요하다.

생존경쟁과 인생의 적

모두들 끝이 없는 경쟁으로 내치닫는 세상살이이다. 어려서부터 모든 것에서 다른 사람들과 경쟁하고 여기에서 이겨야만 한다고 믿고 살다 보면 늘 스트레스에 내몰리는 것은 당연하다. 늘 상대인 남들을 의식하고 파악하고 경계하노라면, 잘 쉬고, 즐기고, 논다거나, 나아가 조용히 자신을 돌아볼 여유가 없어지기 쉽다. 그러다 보니 스스로를 위로하고 격려하는 것, 자신을 챙기는 것, 스스로를 존중하는 것과 같은 더 기본이 되는 삶의 자세를 확립하는 것에 너무 소홀하다. 마치 적정(敵情)을 살피는데 온 정신을 쏟느라고 정작 자신의 방비 대책을 알고 지키는 데는 소홀한 것과 마찬가지이다.

인생의 적은 꼭 타인들이나 외부의 대상들만이 아니다. 이 세상의 많은 멋있고 쾌락적인 것들이 나중에 보면 인생의 더 큰 적으로 되는 수가 많다. 역사상 대제국이 스러지는 것은 언제나 내부의 적으로부터이지 외부의 적이 아니었다. 항차 이는 한 개인의 경우에도 마찬가지가 아닐까? 외부의 적보다는 나도 모르는 나의 속성과 경향과 선호가 나를 실패하게 작용한다. 참으로 내가 패배하는 것은 나로부터라는 사실을 알아야 한다. 마찬가지로 나의 선택과 열망과 결단이 자신을 성공으로 이끄는 것도 사실이다. 나의 성공은 내가 먼저 성공하기로 선택하고 결단하였기 때문이다.

단주에 성공하는 것도 마찬가지이다. 10여 차례 이상 자주 재발을 거듭하였던 환자가 끝내 성공적인 단주와 회복의 길로 접어들어가는 것을 가끔 보게 된다. 웬만한 알코올중독자들이라면 이쯤에 이르러서는 단주를 아예 포기해 버리는 수가 많아 더욱 돋보인다. 그들이 성공적인 단주의 길로 접어들게 되는 것은 이제 와서 그에 대한 치료 방법이 획기적으로 발전했다든가, 그의 환경이 극적으로 좋아져서가 아니다. 그 자신이 이때에 이르러서야 진실로 단주하기로 선택하였기 때문이다. 그래서 지난날과는 다르게 치료에 더 절실하게 참여하고 더 규칙적으로 모임에 나오는 것이다. 즉 단주에 임하는 자세의 변화를 실천하였기 때문일 것이다.

단주에 성공하는 알코올중독자보다는 실패하는 알코올중독자의 숫자가 훨씬 많은 것이 사실이다. 그들도 처음에는 단주를 시도하려고 애썼던 적이 있었겠으나, 여러 가지 실패를 겪고는 어느덧 단주를 포기한 것일 것이다. 정말 문제는 그러자 마자 모든 삶이 급전직하로 망가져 버린 것이다. 그들 중에는 주로 만성정신병 환자를 위한 정신병원에 대부분 수용되어 있거나, 이미 간경화나 중풍이나 심장질환과 같은 알코올 관련 질환으로 이 세상에서 사라져 버린 수도 많다. 아직도 노숙자 신세로 길거리를 배회하거나, 각급 사회복지 시설에 수용되어 국가나 공공 단체의 도움으로 겨우겨우 살아가기도 한다. 일부는 교도소에서 오랜 세월을 보내야만 한다. 이러한 지경에 이르게 한 가장 첫 단계는 자기 포기 때문이 아니겠는가? 그런 점에서 인생의 가장 큰 적은 자신이라는 것이다.

알코올중독자의 자기 학대

술에 취할 때마다 "내가 못해낼 일은 하나도 없다."고 큰소리를 뻥뻥 치고, 자화자찬하는 자기애적 행동을 한다고 해서, 그 사람이 언제나 자신만만하고 늘 자신을 자랑스러워하고, 자신을 사랑하는 것으로 알았다면 이는 큰 오류이다.

보기와는 달리 실제로 그들은 자신을 결코 미더워하지 못하고, 때로는 너무나 혐오하며, 나아가서는 자신을 지나치게 학대하는 수가 더 많다. 단지 술에 취하여 있는 동안에만 이 진실을 부정하고, 오히려 뒤집어서 과장되게 자신을 미화하며 자신과 상대를 기만하는 것일 뿐이라는 사실을 알 필요가 있다.

평소에 그들은 어떻게 자신을 학대하는가? 가장 구체적으로는 물리적으로 화학적으로 자신을 직접 학대하는 것이다. 자신의 몸에 자해를 하는 것이 그것이다. 담배꽁초로 손등이나 팔에 화상을 입히는 것이나, 칼이나 다른 흉기로 몸에 상처를 내기도 한다. 이러한 행동의 극단으로 자살 시도를 하기도 한다. 자신의 취향이나 기호라고 하면서 몸에 지나치게 고통을 가하는 것이 일상적이다. 단지 좀 더 교묘할 따름이다.

생살이 드러난 상처를 알코올로 소독할 때 느끼는 격심한 통증은 누구나 괴로워한다. 독한 소주를 한 컵 가득 입안에 털어 넣으면 알코올이 헐은 위벽의 생살을 자극하여 격심한 통증을 일으키는데, 이를 짜르르하다면서 즐기는 것이 그것이다. 번번이 과음한 다음 날 숙취로 겪는 극심한 괴로움을 고통스러워하면서도 이를 피하기는커녕 스스로 번번이 반복하는 것은 자기 학대의 또 다른 예라고 할 수 있다.

지나친 인내심 또한 자기 학대의 또 다른 모습일 수 있다. 옆에서 지켜보는 것만으로도 너무 안타까울 지경임에도 불구하고 인간으로서는 견디기 어려운 물리적 정신적 고통을 끝끝내 혼자 참고 견디는 모습이 그것이다. 이를 보고 유달리 참을성이 강하고 그래서 인격적으로 퍽 어른스러운 성숙한 사람으로 잘못 아는 수도 많다. 일에서 겪는 곤란, 인간관계에서의 오해나 좌절, 경제적 궁핍 같은 여러 가지 인생의 괴로움에도 아무 소리 내지 않고 소처럼 묵묵히 참고 또 참는 모습 속에 자기 학대의 편린을 엿볼 수 있다.

술을 끊은 후에는 너무나 흔히 목격하는 모습으로, 모든 일에서 너무나 강박적이고 완벽해지려는 행동과 처신 또한 또 다른 자학적인 모습이다. 일에 빠져 조금도 자신을 쉬게 하지 않고, 병이라도 나서 도저히 불가능하지 않은 한 자신을 끝까지 혹사시키기 일쑤이다. 마치 자신은 조금도 쉬어서는 안 되는, 조금이라도 쉴 자격이 없는 사람인 듯이 한 가지 일이 끝나면 바로 다음 일거리를 찾아 달려든다.

단주 초기에 흔히 빠지기 쉬운 운동 중독에도 그러한 요소가 숨겨져 있어서, 부상으로 운동을 중단해야만 하는 상태가 되어서야 쉴 수 있다. 인간관계에서도 주위 사람이 조금이라도 불만족스러워 하는 것을 보고 견디지 못해, 나서서 챙기느라 자신은 늘 자신의 기본적인 욕구조차 충족시키지 않는다. 남들에게는 지나치게 후하면서 정작 본인에게는 지나치게 인색하여 휴식이나 오락을 절대 허용하지 않고, 남들이라면 견딜 수 없을 정도의 근검, 절약, 원칙을 모토로 고통스럽게 살아간다. 얼핏 보면 매우 이타적인 듯한 이러한 행동의 이면에는 모두 자기 학대라는 동기가 숨어 있고, 단지 그 표현이 이타적일 뿐이라는 이야기이다.

음주는 가정 폭력과 관련이 있다

가정 내 폭력에 대하여 여러 가지 요인을 들어 설명하지만 이 중에 주요한 부분이 음주와의 관련성이다. 음주가 바로 가정 폭력의 직접적 원인일 수는 없으나 연관성이 매우 높다. 미국의사협회(AMA)에 의하면 가정 폭력 가해자의 92%가 알코올이나 약물을 사용한 상태였다고 한다. 또 다른 연구에 따르면 가정 폭력 당일 가해자의 48~87%가 술을 마시고 알코올의 영향 아래 폭력을 행사하였다는 하며, 이들의 약 60~70%는 평소 알코올을 남용한다고 한다.

술을 마시고 폭력을 휘두르는 사람들은, 술에 취하였을 때 폭력을 더 잘 저지른다. 술을 마시지 않았을 때보다 마셨을 때 신체적 폭력은 약 8배, 그리고 물리적 공격은 11배 정도로 더 자주 발생한다는 연구 결과가 있다. 또 과음을 한 경우에는 18~19배에 이른다고 한다. 가정에서 폭력을 휘두르는 사람들은 술을 마셨든 마시지 않았든 간에 일반인들보다 배우자를 폭행하는 경우가 더 잦다.

흔히 폭력을 자주 행하는 가해자들은 폭력의 이유로 음주를 핑계 대는 수가 많다. 술 때문이라고 탓해 버림으로써 폭력적 행위에 대한 자신의 책임을 회피하려는 것이다. 자신의 폭력 문제를 인정하기를 회피하고 부정하는 것은 흔히 음주의 문제를 부정하려는 것과 마찬가지 기전이다.

폭력은 단지 정신 질환이나 알코올이나 약물을 남용하면 으레 나타나는 행동이 아니다. 폭력은 사회적으로 학습되어 나타나는 행동거지이다. 그들은 폭력에 대해 그렇게 배워 왔기 때문에 그렇게 폭력적으로 된 것이다. 실제로 약 반수 이상은 자신 또한 유년기에 그러한 가정 폭력의 희생의 경험이 있다.

술과 가정 폭력의 연관성이 이렇게 높은 이유는 몇 가지로 설명할 수 있다. 무엇보다 술 자체의 뇌화학적 영향이다. 음주를 하면 뇌의 기능에 영향을 미쳐 인간관계와 같이 미묘하고 섬세한 판단력을 요하는 일에 장애가 오고, 따라서 쉽게 오해를 하게 된다. 더불어 자제력이라든가 이성적 분별력이 평소보다 저하하고, 반면에 쉽게 감정적으로 되고 충동성이나 공격성은 증가하기 때문이다.

또 폭력과 알코올 문제는 여러 가지 측면에서 공통적인 면이 많다. 스트레스나 정서적 취약성이 바로 이 두 가지 문제 행동의 직접적 원인은 아니지만, 함께 동반하는 경우가 많다. 음주와 마찬가지로 폭력도 어려서부터 성장하는 동안 환경으로부터 학습하는 경향이 많다. 자신들의 이러한 문제를 기꺼이 인정하려 하지 않고 최악의 상태에 이르게 될 때까지 끝끝내 부정하려고만 한다는 점도 공통적이다. 결국에는 가정이 해체되어 가족들과 소외되고 격리되어야 하는 처지로까지 전락하는 경과도 똑같다.

가정 폭력의 희생자인 부인들과 아이들은 눈에 뜨이든 눈에 보이지 않든, 누구나 마음속으로부터 깊은 상처를 지니고 살아간다. 모름지기 가족과 더불어 끝까지 행복하게 살기 위하여서는, 음주와 함께 이러한 일탈된 행태를 저지른 적은 없는지 냉정히 검토하여 보고, 우선 술부터 줄이거나 끊을 일이다.

정말로 감각이 문제이다

지난날 사람들은 중풍을 매우 두려워하였다. 실제로 우리나라에서 사망 원인의 첫째는 중풍이다. 중풍에 걸렸다고 바로 죽는 것은 아니라는 사실을 잘 알면서도, 사람들이 그렇게 두려워하는 하는 것은 중풍의 주증상인 운동마비 때문일 것이다. 반신불수라든가 사지마비, 말을 제대로 못 하는 증상들을 보면서, 나이가 들면 사람들은 뇌혈관 질환인 중풍을 끔찍해한다. 아마 운동신경마비로 일하지 못하고, 일하지 못하면 벌어먹고 살아갈 수 없다고 여겨서 그렇게 두려워했는지도 모르겠다.

최근에 수명이 길어지면서 사람들은 치매를 더 두려워한다. 치매에 걸린 사람은 본질적으로 운동 능력이 멀쩡하여도 지각과 인식의 기능은 점점 떨어져 가는 퇴행성 뇌질환이다. 운동 능력이 아무리 온전하여도 기억력, 이해력, 판단력, 추상력, 시간이나 장소나 사람을 알아보는 지남력과 같은 인지능력이 떨어지면, 아무리 운동 능력이 뛰어나다 해도 아무런 쓸모가 없다. 특히 외부의 위험과 위협을 제대로 파악하지 못하므로 자신을 온전히 지키지도 못한다. 중풍을 앓고 나서 운동 능력은 잃었다 해도, 감각만 멀쩡하다면 각종 보조 기구나 전동 기계를 이용하여 반독립적으로나마 살아가는 것이 가능하다. 그래서 목 아래로 온몸이 마비인 영국의 스테판 윌리암 호킹 박사는 누구보다 큰 물리학적 연구업적을 이룰 수 있었던 것이다. 그러나 치매를 앓으면 완전히 타인에게 의지하여 살 수밖에 없다.

술을 마시면 알코올은 뇌로 가서 영향을 발휘한다. 술에 취한다는 것은 바로 뇌가 알코올에 반응하였다는 뜻이다. 술은 뇌의 여러 가지 기능 중에서 특히 기분에 영향을 미친다. 이 효과는 사람들이 한두 잔 정도의 술을 마시면 이내 느끼는 것인데, 바로 기분이 이완되어 온화하고 유쾌해지는 것이다. 그러나 3, 4잔 정도로 술을 더 마시면 뇌의 감각기능에 영향을 미친다. 그렇게 되면 외부의 자극에 대한 감지 능력이 떨어진다. 예를 들자면 단둘이 술을 앞에 놓고 담소를 나누다가 처음에는 조용하게 얘기하던 사람들이 취하면 지나치게 큰 소리로 떠드는 것을 자주 목격한다. 음주량이 증가하면서 청각 자극에 대한 감지능력이 떨어지기 때문이다. 음주 운전을 혈중 농도 0.05mg%에서 단속하는 것은 운동능력에 장애가 와서가 아니다. 바로 이 감각 능력에 장애가 생기기 시작하는 기준으로, 이는 대개 3잔 이상을 음주하였을 때이다.

운전면허를 따기 위하여 실시하는 신체검사에서도 주로 체크하는 것은 주로 감각 기능이다. 운동 능력에 장애가 있는 사람도 얼마든지 운전할 수 있는 특수 자동차가 있으나, 시각 장애인을 위한 차량은 있을 수 없다. 결국 음주 운전을 금하는 것은 술에 취해 손발을 제대로 못 움직이기 때문이 아니라, 시각과 청각과 같은 감각의 장애 때문이다. 운전과 같은 위험한 일을 하는 동안에 자신과 타인을 보호하기 위하여서는 무엇보다도 분명한 감각 상태가 필수적이다.

인생살이라는 길고도 험한 여정은 도로 운전보다 더 명료한 감각이 필요하다. 일상이 늘 술에 취해 꿈속처럼 살아가면서도 인생 여정이 순조롭기를 기대할 수는 없다. 더 어려운 점은 누구라도 자신의 몸의 운동 장애는 금방 알아차릴 수 있지만, 감각의 마비는 스스로 지각하지 못한다는 사실이다. 즉 자신에게 보이지 않는 부분은 결코 보지 못하므로 알아차리지 못하고, 단지 보이는 일부만을 보고서 전부 본 것으로 안다는 점이다. 그러면서도 자신이 본 것만이 전부라고 독단하고 남의 얘기를 잘 들으려 하지 않으므로 자주 마찰과 차질을 빚는다.

5장

알코올중독의 이해

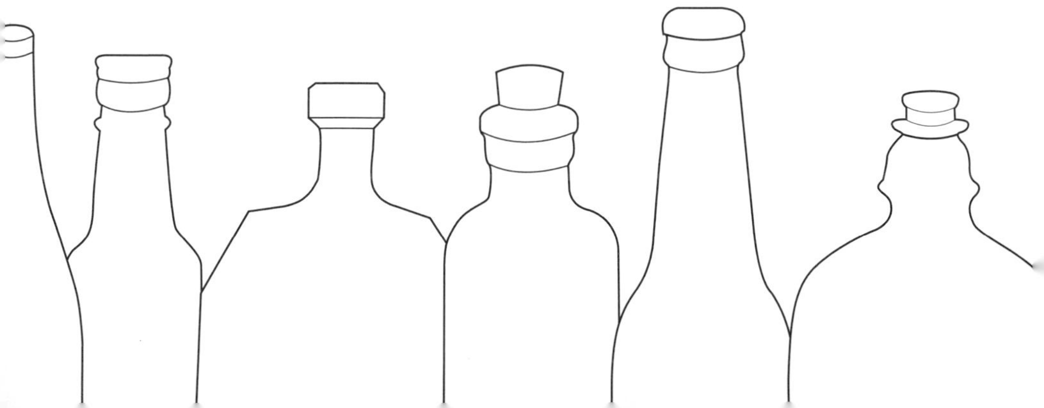

"술 없이는 살지 못 했을 것 같아요"

어느 50대 환자의 부인이 "이제 와서 보니까 그 당시에 그이는 술 없이는 살지 못했을 것 같아요."라고 하였다. 그러면서 "선생님이 매번 알코올중독자는 한 살배기 애기와 같다고 하였는데 이제야 그 말의 뜻을 알겠어요."라고 덧붙였다.

그의 남편은 단주한 지가 4, 5년쯤 되었는데, 이제 와서 보니까 그가 마음이 너무나 여리고 약하다는 것을 알았다고 하였다. 이제는 너무나 사소한 일조차 혼자 결정하지 못하여, 번번이 물어보고, 맞다고 판결해주고 지지해 주어야 자신감을 갖고 나아간다는 것이다. 너무나 당연한 일도 스스로는 아무런 결단을 내리지 못하고, 남이 대신해주기만을 기대하고, 그러지 않으면 아무것도 하지 못하고 끝없이 망설인다는 것이었다. 그래서 "이제는 내가 없으면 혼자 살지 못할 것 같아요!"라고 하는 것이었다.

지난날 그 부인은, 남편의 위력과 위세에 눌려 꼼짝 못하고, 언제나 울음이 터지기 직전의 목소리로 떨며 울먹이듯 말하였고, 얼굴은 너무나 긴장하여 새하얗게 질려 표정이라고는 전혀 없었다. 그 당시에 그녀는 남편을 지금과는 정반대로 인식하였다. 너무나 힘이 세고 강하고 유능하다는 것이었다. 그렇지만 이제는 그녀는 남편을 제대로 알게 되었고 본인도 달라져서 결코 지난날처럼 남편 앞에서 떨지 않는다. 남편이 기꺼이 의지할만한 사람으로 바뀌어, 같이 살아가며 남편의 단주 생활을 발전시켜 나가겠다는 것이다. 그러다 보면 언젠가는 분명히 더 나아지리라고 확신하였다.

알코올중독자의 단주를 위하여 배우자의 도움이 매우 중요하다는 말을 자주 한다. 그렇지만 배우자가 알코올중독자를 제대로 도와주기 위하여 그를 제대로 잘 알아야 한다는 것을 모른다. 그의 특성을 제대로 이해하지 못한 채, 도와준다는 데에만 급하면 그를 더 힘들게 하는 수가 많고, 이는 바로 재발로 직결한다.

흔히 자녀가 알코올중독이고 부모가 보호자인 경우 이런 오류가 흔하다. 부모들은 자신의 자녀를 누구보다 가장 사랑하고, 누구보다 제일 잘 안다고 여기는 수가 많다. 그렇지만 흔히 느끼는 바는 부모가 그들의 자녀를 가장 모르고, 또 제일 늦게 아는 수가 많다는 사실이다. 그러다 보니 정말로 나서서 도와주어야 할 사안에 대하여서는 전혀 모르고 수수방관하다가도, 스스로 아무것도 아니라고 생각하는 일에 나서서 필요 없이 지나치게 관여하고 간섭하는 수가 많다. 이는 자녀를 자신의 연장으로 여기고, 자녀에 대하여 자기중심적인 시각으로 보고 이를 그대로 자녀에게 관철하려 하기 때문이다.

알코올중독인 사람의 근본적인 취약성을 제대로 알고 이해하여야 배우자들이 제대로 도움을 줄 수 있다. 그래야만 장기간의 단주 생활로의 발전이 순탄하고 결혼생활 또한 훨씬 행복할 수 있을 것이다.

남을 돕는 데는 귀신, 자기를 돕는 데는 등신

알코올중독이라는 병이 최악의 상태에 이르면 무슨 일이든 제대로 하는 것이 하나도 없지만, 처음부터 그 사람이 그랬던 것은 결코 아닐 것이다. 오히려 인생의 초기에는 누구보다도 책임감이 투철하고 매사에 더 완벽한 수가 많다. 일만 열심히 하는 것이 아니라 주위의 남들을 도와주는 데에도 유별나다. 여럿이 더불어 일하다 보면 생기는 갈등이나 공백을 도맡아 처리하여 자주 남들로부터 칭송을 받는다. 이러한 해결사적인 삶으로 늘 타인으로부터 인정받고 이것에 이내 습관이 들기 쉽다. 일을 부지런히 하고 나아가 남의 일까지 잘 도와주니 오죽 인기가 좋겠는가!

내내 그렇게 살아갈 수 있다면 얼마나 좋겠는가? 문제는 젊은 시절에 사는 것이 비교적 단순할 때에나 가능하였던 이러한 삶의 방식이 어느덧 너무 버거워져 간다는 것이다. 새로 가정을 이루고 자식이 생기고, 직장에서도 말단 때와는 달라 더 복잡한 일과 책임에 시달리기 마련이다. 시간이 딸리고 마음이 제약을 받기 시작하면 무언가는 뒤로 미루고 소홀하기 마련이다. 무엇을 더 미루고 결국 방치하게 될까?

지난날처럼 타인들로부터 인정받는 데에 매어 살며 예전과 똑같이 주위로부터 칭송을 받자면, 남의 일부터 먼저 챙기기 마련이다. 그러다 보면 자신의 일은 번번이 가장 마지막으로 두고 미흡하기 쉽다. 결국 자신의 삶과 가정을 지키고 건사하는 데에는 태만한 셈이 된다.

강○○씨가 그런 사람이다. 벌써 수차례 재발하여 현재 입원 중에도 자신에게 결코 도움이 되지 않은 모습으로 병실생활을 한다. 심각한 금단 증상을 겪고 안팎의 조건이 남들보다 나을 것이 하나도 없는 처지임에도 불구하고, 이제 한숨을 돌릴 만한 상태가 되니까 또다시 동료 환자들을 챙기느라고 바쁘다. 직원들에게 동료 환자의 요구를 대신 전달하고 관철시키려 한다든가, 용돈이 없는 사람에게 대신 간식 사주기, 금지하는 담배를 몰래 구해 주기, 면회 온 가족에게 동료의 뜻을 대변해주기, 때로는 퇴원하여 나가면 돈을 빌려주어 채무를 해결해 주겠다고 약속하고, 일자리를 알아봐 주겠다고 한다.

그러면서도 정작 자신의 일은 하나도 처리를 못 한다는 것이다. 술 문제의 원인이기도 한 아버지와 관련된 문제는 상대가 아버지이다 보니 어느 누구라도 힘들겠지만, 아직도 진행 중인 부부간의 문제나, 역시 관계가 좋지 않은 형제들과의 문제나, 자녀들과의 문제, 또 데리고 일하는 직원들과의 불편한 관계에 대하여서는 전혀 어떻게 해보려고 생각하지 않고 회피만 하려 한다. 결국에는 아내가 나서서 어떻게든 해결하는 것이 그동안의 행태이었다. 끝까지 피하려고만 하는 남편 대신, 어떻게든 일이 돌아가게 하려니 상대가 시아버지이든 시숙이든 때로는 직장의 상사들한테까지도 모든 악역을 도맡아 해결하는 것은 그의 아내였다.

남의 일을 해결하는 데에는 딱 부러지면서, 자신의 일을 처리하는 데에는 너무나 무능력한 사람이 알코올중독자이다.

당신의 적은 누구입니까?

아직도 술을 끊지 못하고 알코올에 의존하여 살아가는 사람들은 대부분 자신의 아내를 원수처럼 여기는 수가 많다. 집에 들어가자마자 코를 킁킁거리며 술 냄새를 맡지 않나, 눈빛이나 매무새에서 조그만 흔적이라도 놓치지 않으려는 듯이 눈을 부라리며 슥 훑어보면 기분부터 상하기 마련이다. 아무리 술 마신 티를 내지 않으려고 하여도 어김없이 감쪽같이 알아차리고 나면, 바로 음주에 따른 긴 의식이 시작하는 것을 견뎌야 한다. "무슨 술을 그렇게 많이 마셨느냐?"부터, "무슨 돈으로 그렇게 마시고 돌아다니느냐?" 등 그동안 수없이 들어왔던 음주에 대한 잔소리를 다시 반복하여 들어야 한다.

"집안 돌아가는 것에는 신경도 안 쓴다." "의지력이라고는 반푼어치도 없다."는 등, 공박을 받고, 교훈과 지시와 훈계와 같은 일장 훈시를 들으면, 속으로 결혼한 것을 후회하고 혼자서 사는 사람은 얼마나 자유로울까를 공상하며 그 순간을 넘길 궁리만 한다. 이런 아내의 상투적인 행동거지가 짜증 나긴 하지만, 어떻게든 자신을 지켜주려는 노력으로 인식하고 고마워하는 알코올중독자는 세상에 없다. 원수로 여길 뿐이다.

반면에 과음을 계속하는 한, 정말 떨어지려야 떨어질 수 없는, 형제보다 가깝다는 친구들이 있다. 흔히 단짝 술친구들이다. 어떤 조직에서도 과음하는 사람은 비슷한 경향의 상대를 빨리 알아보고 이내 긴밀한 관계로 단짝이 되어 직장이나 조직의 생활에 대처한다. 의리가 깊어 언제고 자신이 필요로 하면 만사를 제치고 자신을 희생해서라도 같이 해줄 수 있는 친구라는 것이다. 이 상호 의존적 관계는 흔히 다른 사람들 때로는 가족들까지도 배제하는 무척 배타적 결속인 수가 많다. 그러므로 조직에서나 가정에서 다른 사람들과 조화로운 관계를 맺고 살아가지 못한다. 이러한 관계에서는 그 상대를 위한다는 것이 너무나 맹목적이라서, 그 친구를 못마땅해하는 아내를 비난하고, 이유 없이 남을 공격할 수도 있고, 남들로부터 기꺼이 욕이나 오해도 감수하고, 그를 위한다면서 기꺼이 자신을 최악의 위험으로 내몰기도 한다.

술에 의존하여 사는 사람은 늘 큰소리를 잘 치고 자신만만해 보이지만 내면으로 남몰래 자신을 스스로 경멸하고 무시하는 경향이 많다. 그래서 남들의 사소한 칭찬과 호의에도 쉽게 감격한다. 이러한 성향을 간파하여 그를 이용하거나 착취하여 이익을 챙기려는 사람들이 있고, 그들의 의도적인 정서적 부추김에 쉽게 감동하여 그들을 진정한 친구로 여기는 수도 있다. 아내가 보기에는 영 미덥지 못한데도 극구 그 사람을 옹호하고 그 사람의 말만 충실하게 따르려 한다. 그러다가 아내 몰래 돈을 빌려주거나 보증을 서주고는 나중에 곤란한 처지에 빠지는 수도 적지 않다.

술을 많이 마시면 꼭 취해서가 아니라도 평소에도 분별력이 떨어진다. 그래서 겉으로 우선 보이는 것과 들리는 것이 전부라고 여기고, 이를 바탕으로 먼 훗날을 전망하고 계획하므로 실패하기 쉽다. 그 이면에 숨어 있는 동기나 의도를 분별해 내지 못하므로 상대에게 쉽게 속거나 당한다. 상대가 미워서 하는 소리인지 잘되라고 하는 소리인지 진의를 잘 구분하지 못한다. 단지 자신을 나무라고 싫은 소리 한다고 아내를 원수 같이 미워하는 수가 많다.

제대로 살아가자면, 정말로 친구는 누구이고, 적은 누구인가부터 알아차려야 하지 않겠는가?

몰래 밥을 버리는 사람들

어느 날 술을 끊은 지 얼마 되지 않는 사람들끼리의 단주 모임에서 아내 몰래 밥을 버려야만 했던 서글픈 이야기가 화제로 올랐다. 의외로 많은 환자들이 부인들 몰래 밥을 버려 본 적이 있었다. 다 큰 어른들이 밥을 몰래 버리려고 애쓴 일이 잦았다면 믿겠는가? 그들이 일상생활의 많은 면에서 문제가 있다는 것을 익히 알면서도, 매일 밥 먹는 것까지도 끊임없이 부인들과 승강이질을 한다는 것을 듣고 새삼 과음 문제의 범위를 깨닫게 되었다. 왜 아내 몰래 밥을 버리는 것일까?

알코올중독자들은 오랜 과음의 결과로 매우 식욕이 떨어져 있다. 과음하면 알코올의 높은 칼로리가 체내로 흡수되어 시장하다는 느낌이 없기 때문에 당연히 식사를 건너뛴다. 그렇다고 해서 이 시기에 밥을 몰래 버리거나 하는 일은 일어나지 않는다. 초기에는 건강이 좋지 않다는 징조도 별로 나타나지 않아 부인들도 대수롭지 않게 생각한다. 나아가 술자리에서 안줏거리를 많이 먹었나 보다 하고 그냥 넘어간다. 그렇지만 과음하는 세월이 길어지면 대부분 안주는 입에 대지도 않고 단지 술로만 배를 채우려 한다. 안주나 식사를 제대로 먹지 않으면 영양 섭취가 절대적으로 부족할뿐더러, 체내에서 알코올을 분해하느라 영양소의 소모가 늘어나 필연적으로 영양 결핍을 초래한다.

이때쯤 되어 부인들도 걱정이 많아지기 시작한다. 지난날 남편의 과격한 기질과 횡포에 짓눌려 살기만 했던 부인들도, 거듭하는 남편의 실수와 실패를 겪는 동안에 점점 지난날과는 다르게 반응하기 시작한다. 더 큰 피해를 막기 위한 하나의 적응적 대응으로 남편의 음주와 생활을 통제하려고 하기 시작한다. 음주만이 아니라 돈 관리에서부터 사회 활동에 이르기까지 매사를 간섭하기 시작한다. 당연히 건강을 위해 영양을 챙기느라 식사도 관여하기 마련이나.

이때쯤 많은 것을 잃어버리고 나서 어쩔 수 없이 부인에게 기대어 무기력하게 살아가는 알코올중독자는, 지난날과는 정반대로 부인의 위세에 눌려 부인의 눈치를 살피며 산다. 지나친 통제를 받으면서도 아무 소리도 내지 못하는 수가 많다. 단지 간헐적으로 폭음하는 날이면 또 목소리를 높이며 극단적인 과격한 언행을 보이기도 하지만, 몸이 뒤따라주지 않아 이제는 이내 부인의 통제 아래 들어가는 수밖에 없다. 흔히 이 시기쯤에 부인들은 매 끼니 식사 때마다 "더 먹으라."고 하기도 하고, "이것저것 모두 챙겨 먹으라."며 하나하나를 지적하며 간섭하는 것이다. 아예 식욕이 없고 먹을 것만 보면 구역질이 나는 지경에 억지로라도 먹으라는 부인의 성화가 정말 괴로운 일일 뿐이다. 먹는 것이 가장 힘든 고역이다.

"지금은 먹기 싫다."고 사정하기도 하고, 또는 "나중에 먹겠다."고 둘러대고 요리조리 피해 보지만 부인은 막무가내로 먹기를 강요할 뿐이다. 이때 그들이 할 수 있는 방법이란 것이 몰래 갖다 버리는 것이다. 부인이 잠깐 자리를 비울 때면 얼른 신문지에다 밥을 싸 두었다가 밖에 나가는 길에 살짝 버린다. 얼른 강아지에게 주어 버리기도 하지만, 강아지의 식욕에 따라 이는 때때로 들킬 염려가 있고 들키면 크게 혼이 난다. 시골에 사는 사람들이라면 얼른 밖으로 내던져 버리는 방법도 있지만, 시내에서 아파트에 사는 사람들은 그렇게 할 수도 없어 몰래 밥을 버리는 것이 결코 간단한 일이 아니라 한다. 하여튼 알코올중독의 결과가 미치는 영향의 범위는 끝이 없는 것 같다.

선하고 착하다는 것

과음의 문제가 있는 사람들이 주위 사람들로부터 가장 흔히 듣는 평가 중의 하나는 "그이가 사람은 참 착하고 좋은 분인데……."라든가 "너무나 선한 사람인데……."와 같은 평판들이다. 이와 같은 평가를 그의 선부라고 규정해버리는 주위 사람들의 인간과 한 개인에 대한 이해가 피상적이지만, 이러한 평가를 듣고 자기 스스로를 그렇게 긍정적으로만 여긴다면 이 또한 문제이다.

그들이 이러한 평가를 받게 되는 데는 몇 가지 이유가 있다. 첫째로는 평소에 대인관계 상황에서 웬만해서는 남에게 거절을 하지 못하여, 퍽 부담스러운 요구에도 내색하지 못하고 혼자 처리해버리기 때문이다. 이러한 경향이 몸에 배어서 가까운 가족들이 아니면 그 사람의 진심을 헤아리지 못하므로, 으레 사람이 좋아 그렇다고 착각한 나머지 내내 그런 식의 기대를 해버린다.

다음으로는 그들은 지나치게 자신의 감정을 억압하고 살기 때문이다. 특히 싫다거나 화나거나 하는 것 같은 부정적인 감정을 드러내는 것은 매우 못난 일로 치부함으로써 그러한 감정들을 억압하는 경향이 많다. 그러나 진화의 단계에서 보면 인간과 포유류에 이르러 주로 발견하는 이 감정이란 기능은 퍽 진화의 후기에 나타난 산물이며, 이는 생존과 적응에 유용하기 때문에 발달한 기능일 것이다. 이럼에도 불구하고 끝까지 남다른 인내심으로 감정을 숨기려 하는 경향을 알코올의존자에게서 자주 발견할 수 있다.

그러다 보니 그들은 가능한 감정적 요소를 배제하고 지나치게 이성적으로 살려고 한다. 당연히 늘 도리를 찾고 원칙을 강조한다. 그러다가도 정작 술에 취하면 오히려 정반대로 행동하고, 술에서 깨어나면 보상적으로 더 엄격하게 살아가기를 반복한다.

인간은 기계가 아니다. 이성과 논리나 법칙에 따라서만 작동하지 않는 인간의 특성이 있다. 인간의 행동에는 동기와 무의식과 감정과 같은 요소들이 작용하고, 그리고 결정적인 순간에는 다른 어느 것보다도 이러한 요소들이 인간의 행동을 결정짓는데 더 많이 작용한다.

모름지기 인간을 상대로 무엇인가 일을 하자면 인간에 대한 이해가 깊어야 한다. 인간이 스스로 모순적이라는 것은 너무나 당연하다고 전제하고, 이를 이해하면서 대응하여야 한다. 이러한 인간의 특질을 이해하고 인정하지 못하면, 단주를 도와주려는 동기가 아무리 강하다 하여도 도와주려는 사람이 이내 지쳐버리기 마련이다. 단주를 열렬히 돕던 배우자가 이내 포기하고 그 가정이

해체되는 이유가 여기에 있다. 알코올의존자를 선하고 착하다고 잘못 인식하기보다는 오히려 너무나 부적절하고 미숙한데다 취약하다고 인식하여야 제대로 도와줄 수 있다.

알코올의존증의 발견

사랑하는 가족이 알코올중독의 후유증으로 상당한 고통을 겪고 있어도, 무엇 때문에 이러한 피해를 겪는지를 전혀 모른 채 한탄만 하고 혼란스러워하는 부모나 배우자들이 많다. 그러다가 치명적인 신체적인 질병이나 어떤 절체절명의 위기를 겪고서야 과음의 문제를 원인으로 인식하지만, 이미 이는 너무 늦은 수가 많다.

우리나라 현재 실태에서 정신과에 입원한 알코올중독 환자들의 대부분은 본인의 의사에 반하여 강제적으로 또는 반강제적으로 입원한 경우들이다. 그나마 그들의 보호자들은 피상적으로나마 과음이 문제라는 것을 알았기 때문에 이러한 조처를 한 것이다. 그나마 운이 좋은 경우라고 할 수 있다. 그러나 이렇게라도 치료를 받는 숫자는 전체 알코올중독 환자의 극소수에 불과하다. 알코올 문제가 있는 대다수의 사람들은 여전히 치료나 교육의 기회를 갖지 못한 채 계속하여 자신과 주위 세상에 피해를 끼치며 점점 자기 파멸의 길로 들어간다.

일반적으로 우리나라에서는 알코올중독으로 입원하는 사람들을 대개 4, 50대이다. 2, 30대 사람들이 과음한다 하여 이를 문제로 삼는 경우는 매우 드물다. 예외적으로 16세밖에 되지 않은 여고생이 알코올 문제로 입원한 적이 있었다. 중학교 때부터 음주를 시작하여 이미 3, 4년 동안 과음하여 어머니가 입원시킨 경우였다. 별거 중인 부모 모두 교직에 종사하는데, 모두 과음의 문제가 있다. 입원 중에 아버지는 한 번도 면회를 오지 않았고, 어머니는 가족치료모임에 참석하는 것을 꺼려 하였다.

수년 전 뉴질랜드의 어느 알코올문제 전문가를 만나 "한국의 술 문제가 얼마나 심각하면 20살도 안 된 여학생이 알코올중독으로 입원하였겠느냐."며, 나의 경험을 전하면서 자랑 아닌 자랑을 하였다. 그는 "그 나이가 한국의 알코올중독 입원 환자의 평균 연령이냐."라고 되물었다. "내 입원 환자 중에서 가장 어린 나이의 알코올중독 환자이다."고 하였더니 자신의 경우 시설 이용자의 평균 연령이 20대이며, 가장 어린 환자는 모두 알코올중독인 부모의 9살짜리 딸아이였다고 하였다.

뉴질랜드와 우리나라의 치료 체계 안에서 이러한 연령 차이는 어디에서 기인하는가? 통계적으로 분명히 그 나라의 알코올 문제 유병률은 우리나라보다 낮다. 그렇지만 훨씬 빨리 알코올 문제를 인식하고 발견하여 치료와 훈련에 들어가게 하는 의료적 법적 체계를 확립하고 있기 때문이다. 예컨대 학교에서, 직장에서, 지역

사회에서 어떤 위반이나 문제를 일으키면, 그 이면에 혹시 알코올 문제가 있지나 않은지를 전문기관에 의뢰하여 사정하고 평가받게 한다. 그리고 과음이 원인이 된다고 판단하면 알코올 문제의 각 단계에 합당한 교육, 훈련, 치료를 받게 하는 체계를 구축하고 있다.

우리나라의 경우 이러한 체계가 아직 미비하여 알코올문제의 사정과 선별, 평가, 치료와 훈련은 전적으로 본인이나 가족에 딸려 있을 뿐이다. 그런데다 사람들의 알코올 문제에 대한 의식이 아직 개발되지 않아 알코올 문제의 초기에 당사자들이 이를 제대로 알고 합당하게 대처하지 못한다. 알코올문제가 상당히 진행되어서도 정작 이 문제의 후유증이 얼마나 큰지를 헤아리지 못하고, 또 남의 눈을 더 두려워하여 애써 문제 삼지 않으려 한다. 그러다가 최악의 지경에 이르러야 문제로 삼지만 이미 너무 늦어버려 어떻게 해볼 수 없는 경우가 많다. 모든 병이 다 그렇지만 알코올문제만큼 조기발견과 조기치료가 중요한 것이 없다.

알코올 중독이란 무엇인가?

어떠한 대상을 잘 이해하기 위하여서는 우선 이를 정확하게 정의하여야 할 필요가 있다. 그러나 그 대상이 객관적 관찰 대상으로 사물이 아니고 인간의 행동이라면 정의에 어려움이 따른다. 심리적 정서적 요소가 깃든 정신과적인 문제는 정적(靜的)이라기보다는 동적(動的)이고 객관적이라기보다는 주관적 이해의 요소가 많아 더욱 그러하다. 알코올중독을 정의하는 것도 마찬가지로 어려움이 따른다.

권위 있는 기관들에 의해 정해진 정의가 있으나, 사람들마다 놓인 입장에 따라 알코올중독을 이해하는 것은 서로 다른 수가 많다. 특히 자신이 어느 정도 알코올 문제가 있지 않나 하고 속으로 염려해 온 사람일수록, 알려진 알코올중독의 정의를 그대로 받아들이려 하지 않는 수가 많다. 그러나 더 큰 폐해를 미리 예방하자면 마음을 열고 비교적 객관화시킨 알코올중독의 정의를 빨리 받아들이고 여기에 자신의 술과 관련한 행동을 대조하여 보는 것이 필요하다.

알코올중독이란 원래 알코올리즘(alcoholism)을 번안한 것으로 중독(addiction)이라는 어휘와 함께 일반에서 널리 쓰이지만 조금 애매한 점이 있다. 그래서 이를 더 세밀하게 구분하여 알코올남용(alcohol abuse)과 알코올의존(alcohol dependence)으로 나눈다. 짧게 말해서 알코올남용은 너무 자주 그리고 너무 많이 술을 마시는 것이고, 알코올의존은 술을 끊지를 못하는 것이라고 정의할 수도 있다.

알코올남용은 지나친 음주로 집이나, 직장, 학교에서 할 일을 제대로 수행해내지 못하거나, 음주 운전이나 기계 조작과 같이 위험할 수 있는 상황에서의 반복적인 음주 양상을 말한다. 그밖에 음주와 관련하여 반복적인 법적 문제가 생기거나, 배우자나 친구와 언쟁이나 싸움과 같이, 술의 영향으로 사회적으로나 인간관계에서 문제가 지속하는데도 불구하고 음주를 계속하는 것을 말한다.

알코올의존은 위의 내용 이외에도, 몇 가지 기본적인 다른 양상이 있다. 가장 주요한 특징은 원하는 술의 효과를 얻기 위하여 점점 더 많은 양의 음주를 해야 하는 내성(耐性), 술을 줄이거나 끊으려 하면 불쾌한 또는 위험할 수도 있는 일련의 심리적 신체적 증상이 나타나는 금단(禁斷), 그리고 오랜 과음으로 인한 여러 해악에도 불구하고 음주를 지속하는 것을 말한다. 이에 따라 바로 한 잔의 술을 결코 자제할 수 없는 강박과 혼자 힘으로는 술을 끊지 못하는 술에 대한 통제력의 상실이 주요 양상이다.

사람들은 알코올중독에 대한 개념을 잘 이해하지 못하고, 중독의 여러 단계 중 최악의 경우만을 알코올중독이라고 말한다. 그래서 더 초기에 문제를 제대로 인식하지 못하므로, 도움을 받아 회복할 수 있는 시기를 놓치는 수가 대부분이다. 더 이른 시기를 놓치고 최악의 단계에 이르러서야 술을 끊으려 하면, 술을 끊었다고 해도 잃은 것들을 다시 회복하는 것은 불가능하다. 가정 해체, 실업, 빈곤, 간경화, 고혈압, 당뇨, 치매 따위가 바로 그런 것들이다.

알코올중독과 도리

알코올에 의존하여 사는 사람들이 지나치게 격식이라든지 의례나 절차 또는 도덕과 도리를 따지는 것을 보는 것은 흔한 일이다. 과음하는 사람들끼리의 만남에서 보면, 단 1년이라도 선배라고 하면 이제 한참 세월이 흘러 똑같이 중년이 되었음에도, 마치 조직의 보스를 대하듯이 깍듯이 인사를 하고, 무조건 "예, 예."하며 복종한다. 그리고 그 상대방은 수십 년 전 중고등학교 시절에 불과 1년밖에 선배가 아닌데도, 당연한 듯 반말을 하며 명령하고 군림하는 자세를 보인다. 그리고 이러한 태도가 친밀감과 결속의 표현이라고 여기고, 여기에서 조금만 벗어나도 도리에 어긋난 것으로 여긴다.

고생하며 살아온 부모님의 모습과 그 부모님에게 의지하며 살아온 과거에 매어서, 아내에게도 자신과 똑같은 심정과 입장으로 시부모에게 도리를 다 해야 한다고 요구하는 수가 있다. 나아가 자녀들에게도 자신이 부모에게 갖고 있는 애틋한 마음만큼 조부모에게 똑같이 애틋한 마음을 갖고 대하기를 강요하는 수도 있다. 그러면서 아내나 자녀들이 자기가 생각하는 만큼 시부모나 조부모를 잘 대하지 않으면, 어른들께 소홀하다고 그래서 도리를 제대로 하지 않는다고 격하게 비난한다. 사실 이를 자세히 드려다 보면 자기중심적 독단성의 문제인데도 이를 도리라고 우기는 것일 뿐이다.

그렇다면 그들은 남편으로서 또 아버지로서 도리는 제대로 하는 것인가? 이 일방적인 요구와 기대 때문에 가정이 평화롭지 못하고 경우에 따라서는 이혼으로까지 발전하는 수도 있는데, 이것이야말로 정말 도리를 제대로 못 하는 것이 아닌가? 이러한 모습은 알코올에 의존하여 사는 사람들의 가정에서 흔히 발견하는 모습이다. 알코올이 지배하는 세상에는 평등이라든가 평화, 고요와 안정, 동시에 변화와 진화, 균형과 조화 같은 것이 없다. 거기에는 언제나 지배와 복속이 질서라는 이름으로, 단지 획일성과 일방성의 강제만이 있다. 그리고 이를 도리라고 우긴다. 그런데 실제로는 소란과 격정, 승부와 착취, 끊임없는 자극과 충동, 그리고 예측할 수 없는 격변들이 혼재한 세상일뿐이다.

우리 사회를 둘러보면 도리라는 데에 강박적으로 매여 사는 사람들이 많다. 우리의 삶에 술이 너무 범람하기 때문이 아닐까? 이 원칙에만 붙들려 살다 보면 술이 아닌 다른 세상살이의 원칙으로부터 너무나 벗어난 삶이 되어버린다. 세상살이의 이치는 시간과 공간의 놓인 처지에 따라 끊임없이 변화하기 마련이다. 이러한 변화에 따른 적응을 그들은 변덕이라고 하고, 이는 도리에 크게 어긋나는 일로 치부하고 비난한다. 그들은 과거에 한때 경험한 단편적인 세상살이의 규칙을 도리라 하고 완고하게 고집할 뿐이다.

예컨대 세상은 원래부터 부조리하며, 인생이 본디 정해진 것이 없다고 한다. 사람들 간의 관계 또한 워낙 갈등과 대립의 연속이라고 한다. 그런데도 그들은 인생의 초기에 경험한 단순한 규범만으로 이 세상을 살아가겠다는 것이다. 변화에 따라 유연하게 대응하는 능력이 부친 것을 모르는 채, 매번 술에 취해 도피하면서 큰소리치며 자기 고집만 하는 것이 바로 알코올중독이다.

알코올중독을 예측할 수 있는가?

어떤 사람이 앞으로 알코올중독이 될지를 미리 예측하는 것이 가능할까? 현재로서 절대적인 예측 방법은 없다. 그렇지만 어느 정도 그러한 경향을 예측하는 것은 가능하다. 알코올중독으로의 발전에 기여하는 생물적, 심리적, 사회적 요인들의 상호 작용에 대한 복합적인 고려로 예측이 가능하다.

아버지나 할아버지의 음주 문제와 같이 친가나 외가의 혈족 가족 중에 이미 알코올중독에 걸린 사람이 있다면 가능성이 높아진다. 알코올 문제가 있는 사람을 배우자로 선택하는 경우에도 해당한다. 처음으로 음주를 시도하였을 때부터 술에 대한 반응의 역치가 다른 사람보다 높은 경우도 마찬가지이다. 알코올분해 효소가 없는 사람보다 술을 잘 이기고 그래서 더 많이 마실 수 있기 때문이다.

어려서부터 지나치게 과잉보호를 받고 컸다든가, 오히려 반대로 전혀 사랑받지 못하고 배척받거나, 냉대받고 자란 경우에도 가능성이 높아진다. 냉정하고 단호한 부모 아래 어려서부터 지나치게 많은 책임을 지고 살아온 경우도 흔하다. 특히 장남이나 독자와 같이 유별난 관심을 받고 책임을 떠맡은 입장에서 성장한 수도 많다.

논란이 없는 것은 아니지만 어떤 특별한 성격 유형의 사람들이 알코올중독이 되는 수가 많다는 주장도 있다. 즉 좌절에 대한 내성이 낮거나, 예민하여 과도하게 불안하고 긴장하거나, 자기 존중감이 낮거나, 외롭고 고립적이거나, 감정과 사고가 양극적으로 극단적인 사람들로서, 이러한 기질들이 알코올중독으로 발전의 기본 토양이 된다는 것이다. 이는 결국 정서적으로 미숙하다는 뜻이며, 반면에 감정적 성숙에 비례하지 않게 지나치게 이성적인 수도 있다.

한 개인이 살아가는 환경에서 술값이 싸거나 법적 요건 등에서 술을 구하기가 용이하고, 술을 더 많이 마시는 주위의 분위기라면 알코올문제가 더 쉽게 생긴다고 할 수 있다. 한 사회의 문화나 종교에 따라 술에 대한 태도는 나라마다 다르고, 이에 따라 알코올 문제 발생률도 각각 달라진다. 직장에 따라, 직업의 종류에 따라 술을 마시는 행태에도 차이가 있다. 예컨대 한 개인 개인의 능력보다 집단의 힘으로서 일을 처리하는 일터에서는, 집단의 응집력을 극대화하고 개인의 사적인 감정과 각자의 차이를 잊고 극복하기 위한 수단으로 음주를 더 권장하는 수도 있다. 스트레스에 대한 대처 방식의 하나로도 마찬가지이다.

과거에 다른 약물을 남용하였거나 행동 중독에 빠진 적이 있다면 언젠가는 알코올로 옮겨 갈 가능성도 있다. 서구 사회에서는 초기 청년기에 조금 더 허용적인 대마초 흡입을 경험하고는 더 나이가 들어가면서 알코올에 빠지는 수가 많다.

알코올중독을 예측하는 단일의 인자는 없다. 위의 여러 가지 요인들이 복합적으로 알코올중독 발병의 가능성을 높일 수 있다.

알코올중독자가 약 먹기를 싫어하는 이유

알코올에 이미 중독이 된 사람이라면 술을 끊고자 해도 단지 자신의 의지나 결단만으로는 성공하지 못하는 수가 많다. 그래서 오늘날에는 이 문제를 질병의 개념으로 이해하고, 누구나 의료의 도움으로 고치려 하는 것이 보편적이다. 알코올중독에 대한 여러 가지 의료 중에는 약물이 포함된다. 그렇다고 단지 약만 먹는다고 누구나 술을 완전히 끊을 수 있는 것은 아니다. 다만 약물의 효과를 잘 이용하여 금주에 따른 고통을 완화시키고 술 문제에 감춰져 있던 정서적 질환의 치료에 도움을 주어, 궁극적으로 알코올중독의 회복을 도울 수 있다는 뜻이다.

그러나 알코올중독의 문제가 있는 사람들 중에는 약을 먹는 것을 대단히 꺼리는 수가 흔하다. 술을 끊은 후 급성 금단 증상만 없어지면 바로 술을 끊을 것으로 기대하지만 수년이 지나도록 여러 가지 고통이 뒤따르기 마련이다. 정신적 정서적 고통은 술을 끊고 몇 년이 지난 후에도 단속적으로 나타난다. 이 시기에 어려움을 잘 대처하지 못하면 다시 재발로 이어지기 쉽다. 이를 지켜보는 가족들은 애타고 불안하여 약을 권하지만, 결코 먹지 않으려고 하는 수가 많다.

왜 그들은 약을 먹으려 하지 않는가? 무엇보다 약의 부작용에 대한 불안 때문이다. 지난날에는 퍽 대범한 사람인 것 같았을지라도 술을 끊고 나면 사소한 것조차 두렵고 겁이 난다. "습관성이 있는 것은 아닌가?", "중독이 되는 것은 아닌가?", "혹시 간이 나빠지지 않을까?"하는 쓸데없는 걱정이 많다. 사실 불안이 많기 때문이다. 치료제로 쓰이는 이러한 약들이 부작용이 전혀 없는 것은 아닐지라도 알코올의 해악에 비하면 무시할 정도이다. 정말로 무서워해야 할 알코올에 대하여서는 조금도 걱정하지 않고 과음해왔는데, 이제 치료 약물의 부작용이 두렵다고 거부하는 것은 난센스이다.

이는 지난날 술 끊는 약이라고 잘못 알려진 혐오치료제의 반응을 경험한 때문인 수도 있다. 알코올빙 또는 알코올스톱이라고 불리는 다이설피람(disulfiram)이란 약을 가족들이 본인 몰래 먹이고, 이를 모른 채 술을 마셔서 아세트알데하이드의 독작용으로 극심한 반응을 겪어 본 터에 두려움이 클 수밖에 없다.

약의 힘을 빌리는 것을 자신의 의지력 부족이나 나약함으로 해석하기 때문인 수도 있다. 평소 온몸으로 생짜로 모든 고통을 겪어내며 이를 악물고 참으며 이루어내야 마음에 들고 자부심을 느꼈기 때문이다. 그렇지만 고통을 더 겪고 힘들게 단주했을지라도 실패하면 아무런 의미가 없다. 어렵고 힘든 단주가 가치가 있기보다 지속적이고 안정적 단주가 더 귀하다. 실제로 단주 기간이 긴 안정적인 단주자들은 어려움과 곤란에 훨씬 유연하게 대처하며 단주를 고통스럽지 않은 일로 만들어 간다. 큰 파도를 정면으로 맞서다 쓰러지기보다는 파도가 밀려오면 살짝 뛰어 올라타 넘는 유연성이 필요하다.

단주의 허전함과 고통을 달랜다고 담배를 더 피우는 것은 아이러니이다. 사실 담배는 약물보다 훨씬 더 심각한 문제를 일으키고 금전적 부담 또한 크다. 정말 걱정해야 할 일은 음주와 흡연이지 약물이 아니다. 그런데 일부에서는 약의 사용을 금하면서 흡연에 대하여는 관대한 것 같아 안타깝다.

금전과 비용이 아깝기 때문인 수도 있다. 실제 그동안 금전적인 낭비와 손해로 경제적으로 어려워진 것도 이유이지만, 자신의 처지가 바닥을 친 터에 오로지 돈만이 믿고 의지할 수 있는 유일한 것으로 여기기 때문에 극도로 돈을 아낀다. 평소에는 아무런 생각 없이 돈을 탕진했던 사람이 술을 끊고 나서는 인색하다 싶을 정도로 돈을 의식하고 아끼는 경우가 흔하다.

약 먹으라는 채근만이 가족이 할 수 있는 도움의 모두는 아니다. 약물에 대한 이러한 마음을 잘 이해하고 그 마음부터 달래고 해결하도록 돕는 것이 진짜 도움이다.

양극적(兩極的) 인간

양극성장애(兩極性障碍)라는 정신과적 질환명이 있다. 일반적으로 조울병이라고 알려진 병이다. 조울병은 조증과 우울증이란 상반하는 병적 감정 상태가 주요 증상인 대표적인 정신질환이다. 이는 기분이 지나치게 유쾌하다거나 병적으로 우울한 감정 증상 특성보다는, 감정 상태가 양쪽 극단으로 치닫는 주기적인 감정적 기복을 더 강조하여 새로운 병명을 붙인 것이다.

양극성장애는 일차적으로 감정이 문제이나, 감정적 기복에 따라 여러 다른 행동 증상들도 동반한다. 예를 들어 조증이 되면 말이 너무 빨라 따라잡기가 힘들어지지만, 우울 상태에서는 너무 말이 없어 며칠씩 침묵하고 지내기도 한다. 조증이 되면 의사 결정을 너무 충동적으로 빨리 내리지만, 우울 상태에서는 조그마한 일조차도 아무런 결정을 내리지 못하고 끝없이 주저하기만 한다. 그러나 이러한 모든 증상들은 그 주기가 끝나 회복이 되면 이내 정상으로 돌아간다.

알코올중독은 결코 양극성장애가 아닌데도 훨씬 더 양극단적이다. 이는 단지 감정 차원에서만이 아니라 인생살이의 모든 면에서 양쪽으로 극단을 오고 간다. 이는 술을 마시고 취해서가 아니라, 술이 깨고 또 상당한 기간 술을 끊어도 마찬가지이다. 그래서 가까이 사는 사람은 도대체 종잡을 수가 없어 그를 이해하기 어렵다. 우선 술에 취하였을 때와 깨어났을 때의 행동거지가 너무나 상반적이기도 하고, 지난밤에 했던 이야기가 아침에는 정반대로 달라진다. 인간관계에서도 타인들을 대할 때에 너무나 친절한 반면 가족을 대할 때는 너무나 혹독한 수가 많다. 가슴 속에 품고 있는 속마음과 남들에게 드러낸 모습도 정반대인 수가 많다.

그래서 일상생활 자체가 늘 폭풍처럼 양극단으로 치닫는다. 강박적으로 사람들과 어울리려는 사교적인 모습을 보이다가도 어느 때는 지나치게 고립적이다. 지나치게 의존적인 듯하다가도 불필요하게 강박적으로 독립적이려고 애쓴다. 한없이 너그럽고 허용적인 듯하다가도, 무서울 정도로 엄격하다. 사소한 것을 깐깐히 따지다가도, 매우 중요한 일임에도 불구하고 건성으로 대충 넘겨버린다. 이미 지난 과거 일에 지나치게 집착하고 후회하다가도, 언젠가는 전혀 관심이 없다. 아무런 근거도 없이 사안을 지나치게 낙관적으로 보다가, 또다시 지나치게 걱정하며 비관한다. 너무 남들을 위주로 생각하며 배려하다가도, 어느 때에는 지나치게 자기중심적이다. 한없이 자존심이 센 것 같은데, 가만히 들여다보면 너무나 자존심이 낮고 자존감이 아예 없어 보이기도 한다. 반복적으로 자기학대적 행동을 하는 한편, 사이사이에는 유아적으로 자기애적 행동을 보이는 것도 마찬가지 현상이다.

그러므로 한때의 겉모습만을 보고 그를 잘 안다고 하면 큰 오류이다. 배우자들조차 이를 제대로 파악하지 못하고는 혼란스러워하고, 그래서 늘 긴장해하고 원망하는 수가 흔하다. 물론 이러한 상반된 태도와 행동이 음주 전후로 더 현저하게 나타나는 것은 말할 필요도 없다. 이는 자신에 대해서는 물론 세상에 대하여서도 그러하다. 상대를 지극히 이상화하고 극찬을 하기도 하다가, 때로는 평가절하하거나 무시하기도 한다.

깊이 있게 이해하지 못한 채 이러한 일을 겪으면 혼란스럽다. 힘센 줄로 알고 그를 의지하는 것이 배우자로서 생존 방식인 줄로 알고 전적으로 그에게 지배받다가, 나중에는 스러져버릴까 봐 마냥 베푸느라 먼저 소진해버리는 딱한 형편에 이른 아내들이 많다. 술 문제가 있는 사람을 도와 더불어 잘 살아가자면, 술만이 아니라 그의 이러한 특성을 잘 알고 변화를 이끌어야 근본적인 문제 해결에 다가가는 셈이 된다.

언제부터가 알코올중독인가?

알코올중독은 여러 가지 모습을 가지고 있어서 잘 알아차리기 어렵다. 우리나라 사람들이 이해하는 일반적인 알코올중독의 모습은 으슥한 길거리나 지하도에서 빈 술병과 함께 취해 너부러져 있는 노숙자라든가, 밤마다 술에 취해 밤새도록 집안과 동네를 시끄럽게 하여 주위 모든 사람들이 지탄하는 무뢰한이라든가, 내과 병동에서 얼굴이 노랗다 못해 까맣고 복수로 배가 동산처럼 부풀러 이제 죽음의 그림자가 얼굴에 비친 최악의 상태인 사람들을 지칭하는 수가 많다. 그러나 이들은 모두 알코올중독이 막판에 이른 경우일 뿐이다.

위의 예와 같은 경우라면 대개는 연령이 4, 50대쯤 이상이라고 예측하는 것은 어렵지 않다. 그러면 그 사람들이 10년 전, 혹은 20년 전에는 어떤 모습이었을까? 그들이 20년 전에도 지금과 같은 모습이었을까? 결코 그렇지는 않았을 것이다. 혹시 술자리에 가서는 한번에 1, 2잔정도 밖에 마시지 않는 사람이었을지도 모른다. 그렇지만 대개는 주위 사람들 중에서도 술을 좋아하고 남달리 술이 센 것으로 유명하였고, 스스로도 술을 잘하는 것을 자랑스러워 하였을지 모른다. 늘 술자리를 주도하고, 술자리에 가장 늦게까지 자리를 지키고, 의리 있고 사람 좋다는 평가를 받았을 수도 있다.

그들의 특징적인 모습은 언제나 남들을 먼저 생각하는 것이다. 주변에 아는 사람의 대소사에는 빠짐없이 참석하여 도와주려 하였을 것이다. 남의 어려움을 보고는 가만있지 못하여 누구보다 먼저 나서서 챙겨주고 돕느라 정작 자신의 욕구나 필요는 가장 나중인 수가 많았을 것이다. 당연히 가족들을 돌보는 것에 소홀할 수밖에 없다.

오늘날 집도 절도 없는 노숙자 신세이기 전에, 초년에 그들은 유망한 공무원, 대기업의 촉망받는 사원, 신뢰받는 의사, 똑똑한 연구자나, 열정에 넘치는 교사와 같이 남들보다 잘 나가고 부러움을 받았던 사람들인 수도 많다. 그러나 과음하며 지내온 세월과 더불어 점점 더 그들의 총기와 생산성은 떨어져 가고, 긍정적이고 진취적인 기상은 어느덧 비뚤어진 심성과 원망과 같은 부정적 정서로 바뀌게 된다.

우리 사회의 술에 대한 관대한 태도 때문에 이 단계쯤에서부터 그들을 알코올중독으로 인식하는 경우는 드물다. 단지 '술이 지나쳐서 그렇다.'거나, '사람이 워낙 좋아 술을 거절하지 못해 그렇다.'라고 하며 양해하고 넘어가려고 한다. 술 문제를 드러내고 이를 교정하려 하는 배우자에게, 시댁 가족들이나 친구들은 '부인이 남자들의 세계를 이해하지 못한다.'거나 '여자가 저러니까 술을 안 마실 수 없지.'하고 옹호하려고 하여, 억울하고 서럽기만 한 부인이 좌절감만 느끼고 이내 포기하는 수도 있다.

이미 그들은 치료가, 그중에서도 가장 집중적인 정신과적 치료를, 그것도 장기간 필요로 하는 환자로 되어버렸으나 이를 제대로 인식하지 못한다. 선진국에서는 알코올 문제를 의심하여 관련 기관에 처음으로 의뢰하는 연령대가 대개 20대인데 비하여, 우리나라에서는 정신과를 처음으로 방문한 알코올 문제 환자들이 대개 40대라는 것은 이미 너무나 늦은 것이 아니겠는가?

완고함과 유연함

과음을 오래 하면 완고해진다. 고집이 세다는 것은 알코올에 중독된 사람들의 가장 흔한 특성의 하나이다. 때로는 큰 손해를 볼 것이란 것을 뻔히 예측하면서도 완강하게 자기 의견만을 고집한다. 이는 워낙 자존심이 낮아져 자기 의사를 거두어들이는 것을 자존심의 손상으로 느끼기 때문이기도 하지만, 또한 뇌손상의 결과일 수도 있다. 이러한 완고함은 삶의 모든 면에서 두루 나타난다. 생각은 물론 감정이나, 행동거지, 인간관계나, 일을 비롯한 인생살이에서 행동의 모든 면에서 두드러진다.

이렇듯 자기중심적으로 자기 생각만을 완고하게 고집하다 보면 가장 자주 접하는 사람인 배우자와 충돌이 많기 마련이다. 그러다 보면 감정이 상한다. 처음에는 생각을 고집하였던 것이 이제는 부정적인 감정 상태를 고집하여 도대체 그 감정 상태에서 벗어나지를 못한다. 상대방이 어떻게든 마음을 풀어주지 않으면 스스로 마음을 달리 먹어 본다든가 달래는 식으로 극복하지 못하고 몇 날 며칠이고 그 상태에 머물러 있다.

최OO씨는 3년째 단주하고 있는 사람이다. 당장에 딱히 일을 하지 않아도 생활할 수는 있는 형편인데도 최근 부쩍 일을 해서 돈을 벌어야겠다는 생각에만 빠져들고 있었다. 큰애가 상급 학교에 진학한데다, 최근에 경기가 나빠져 그간 정기적으로 들어오던 수입이 감소하자 불안해진 그는 오로지 일과 돈밖에 다른 것은 전혀 생각할 수가 없어졌다. 돈이 들어가는 일이 생길 때마다 입만 벌리면 "일해야 하는데…… 돈 벌어야 하는데……."할 뿐이었다. 부인은 나름대로 아껴가면서 그런대로 규모 있게 살림을 꾸려 가는데도, 부부간에 마음을 여는 대화는 한 번도 없이 매번 돈 이야기로 같은 이야기만을 반복하므로 지겹기 짝이 없다고 한다.

늘 그 자리에 앉아, 같은 자세로, 같은 표정으로, 같은 어조로, 같은 내용의 말을 듣는 부인도 결국 참지 못하면 쏘아붙이게 된다고 한다. 그러고 나면 그때부터는 굳어진 얼굴로 아무 말도 하지 않는 침묵의 날이 몇 날 며칠씩 간다. 한집에 살면서 얼굴을 굳히고 시선을 외면하며 아무 말도 하지 않고 지내는 것 또한 너무나 지겨운 일이다. 사실 그 부인은 자녀들을 비롯한 생활에서 다른 면으로 주의를 돌리는 동안 이미 그러한 기분은 사라졌음에도 불구하고, 최OO씨는 완고한 부정적 감정 상태가 지속될 뿐이다. 이때에 서로 맞닥뜨리면 어쩔 수 없이 감정이 동조적으로 격하게 되어 마음과 처신이 고통스럽다고 한다.

며칠씩 지나서 상쾌한 아침 기분에 부인이 의도적으로 그에게 상냥하게 말을 건네는 것으로 시작하여 조금씩 마음이 풀어져 얼마 지나면 관계가 복원하는 것이 상투적이다. 늘 그렇듯이 결국은 자신의 감정조차도 부인이 책임지고 풀어주어야 하는 식으로 돌아가는 것이다. 그런데도 자신은 초지일관 완고하게 같은 마음 상태를 견지하는 것이 바람직한 일관성이고, 부인이 먼저 나서서 온화한 얼굴로 부드럽게 대하는 것을 '여자들은 늘 그렇다'며 오히려 아내를 변덕스럽고 가볍다고 비하하므로 부인은 또다시 속이 뒤집힌다는 것이다.

지능이 떨어진 사람이나 치매 환자가 얼마나 고집이 센지를 잘 아는 사람들은 결코 그들과 바로 맞서지 않는다. 그 이유는 뇌의 손상으로 인한 완고성의 견고함을 잘 알기 때문이다. 오랜 과음의 결과로 인한 완고함도 마찬가지 유형이다. 단주가 길어져 뇌의 손상을 회복시켜주어야만 유연성을 발휘하는 것이 가능하다. 그러한 유연성이 있어야 균형감도 생겨난다.

음주와 폭력

어머니라는 말과 더불어 이 세상에 가정과 가족이라고 하는 단어보다 우리에게 더 위안과 행복을 느끼게 하는 어휘는 없다. 그렇지만 이 순간에도 우리의 이웃 어디엔가는 가정이 숨이 막히는 곳이고 그 집안의 가장인 아버지 혹은 남편이 너무나 무섭고 지긋지긋하다며 고통 속에 숨죽이고 살아가는 사람들이 있다. 그런 중에도 그들의 가정 사정은 식구들끼리 마치 공범 관계라도 되는 양 외부에 알리지 않거나, 알려지지 않도록 비밀스럽게 숨기고 있다. 희생을 당하면서도 가족들끼리 단합하여 외부로부터 가정의 명예를 지키겠다는 마음 때문일 것이다. 그런 중에 가정 내 폭력은 더 기승을 부리고 지속된다.

가정 폭력의 이면을 더 깊이 캐어 보면 가장의 지나친 음주가 문제 되는 경우가 많다. 알코올의존으로부터 알코올 남용 또는 간헐적인 일회적 폭음 등이 유발요인이 된다. 이 세상에서 가장 믿고 살아야 할 사람임에도 불구하고 취하면 예측할 수 없이 나타나는 폭력은 적이나 타인에 의한 폭력보다 훨씬 더 큰 정신적 정서적 후유증을 안겨준다. 그런데도 정작 폭력의 희생자들은 이를 큰 문제로 인식하지 못한다. 설령 안다 해도 신체적 혹은 물리적 폭력 이외에 심리적, 사회적, 경제적 폭력에 대해서는 제대로 인식하지 못하는 수가 많다. 막연하게 '취해서 그런 걸 어떻게 해, 참아야지.'라고 양해해 버림으로써 이 문제를 해결하기보다 더욱 조장하는 셈이 된다.

술과 관련한 폭력은 매우 섬세한 정서적 폭력으로부터 폭행치사라는 최악의 비극적 사건까지 여러 경우가 있다. 실제로 부인을 때려 사망하게 하고 교도소에서 수년을 복역한 경우도 있다. 모든 살인 사건의 약 60%는 음주 상태에서 벌어지고, 그 피해자는 직계 가족들을 비롯하여 잘 아는 사람들인 수가 많다.

음주 문제와 관련하여 더 흔한 일상적 폭력에는 감정적 폭력도 있다. 집안 분위기 때문에 늘 긴장하고 두려워 얼굴 굳어 있는 아이한테 술에 취한 아버지가 기분이 좋지 않다고 "왜 찌푸리고 있느냐?"라며 화를 내고 "웃어, 웃으란 말이야!"라고 다그친다면, 이 아이 또한 기막힌 폭력에 노출되고 있는 셈이다. 상대방의 자연스러운 감정까지를 통제하려는 것, 즉 자기 자신을 자신이지 못하게 하는 것보다 더 큰 폭력은 없기 때문이다. 그들의 아내들조차 "이 말을 하면 또 화내지 않을까?"하여 늘 솔직하게 자기 의사를 말하지 못하고, 눈치를 살펴 자기 생각과는 상관없이 상대가 받아들일만한 말만 하느라고 허위적인 삶을 살아간다. 가장이 과음하고 있는 집안에서 일상적인 폭력 속에서 계속 이렇게 살다가는 아이들과 부인이 정신과 신세를 지게 되는 것은 단지 시간문제일 뿐이다.

과음은 모든 종류의 폭력 행동을 촉발한다. 과음하면 판단력이 저하하고, 자제력이 떨어지며 공격성이 더 증가한다. 난폭한 행동은 흔히 음주 중이나 음주 직후에 더 자주 발생한다. 알코올 남용은 근친상간, 지나친 체벌 등 소아 학대와, 배우자에 대한 신체적, 물리적, 재정적, 심리적, 성적, 정서적 학대 등 제반 가정 폭력과 연관된다. 그러면서도 폭력을 행사하는 본인은 자신이 폭력이라는 일종의 범죄 행위를 하고 있다는 것을 인식하지 못한다. 안타까운 것은 그 폭력의 희생자 또한 마찬가지로 아무것도 모른다는 것이다.

체면과 알코올문제

우리는 체면을 매우 중요하게 여기는 문화 속에서 살고 있다. 다양한 상황에서 "체면을 세웠다.", "체면이 말이 아니다.", "체면이 깎였다.", "체면치레를 했다.", "체면 유지했다." 등의 말들을 자주 듣고 말한다. 원래 체면(體面)이라는 말 자체로는 몸과 얼굴을 뜻하겠으나, 흔히 남을 대하기에 떳떳한 도리나 처지를 일컫는 말로 쓰인다. 이것은 곧 남을 앞에 두고 자신의 드러나는 모습을 생각한다는 뜻이 된다. 비슷하게 순수한 우리말로도 "낯 뜨겁다.", "창피하다.", "쑥스럽다.", "남세스럽다."와 같은 말이 모두 체면과 연관하여 흔히 쓰이고, 그만큼 우리나라 문화는 체면과 연관이 많은 것 같다. 같은 유교 문화권인 일본에서는 '가오다시'라는 말을 비슷한 의미로 자주 사용하는 반면, 중국 사람들의 글과 대화에는 이러한 의미의 표현이 별로 흔하지 않은 것은 아마도 스스로를 중화(中華)라고 하여 자존하는 때문인 것 같다.

우리는 왜 이렇게 체면을 중시하는가? 체면은 무엇보다 상대를 먼저 의식하는 데서 유래한다. 상대를 지나치게 의식한다는 것은 자신의 삶에서 그만큼 상대방의 비중이 크다고 믿기 때문이 아닐까. 지난날 우리나라에서의 삶은 서부 개척시대의 이주민이나 사냥터를 헤매는 수렵인 같은 독자적인 생활과 달리, 오랜 세월을 한군데에 모여 정주하면서 농사라는 고된 노동에 힘을 합쳐야 살아갈 수 있었다. 이는 서로 상호의존적으로 삶을 경영해왔다는 것이며, 이러한 조건에서 주위의 남들로부터 눈 밖에 난다는 것은 매우 위험한 노릇이 아닐 수 없다.

그렇게 살아오는 동안에 남에게 용납받지 못하리라는 것을 느끼자마자 뇌는 즉시 불안, 수치, 부끄러움, 두려움과 같은 불편한 감정을 일으켜, 본인이 이를 인식하게 함으로써 그러한 행동을 자제하거나 고치게 하였을 것이다. 이는 한 개인이 출생 이후로부터의 경험만으로 습득한 것이 아니라, 먼 조상으로부터 전수해온 적응적 반응 양식일 것이다.

처음에는 더 잘 살기 위하여 유용하게 구사해 온 행동 방식이 이제는 대상과 상황이 달라졌는데도 맹목적으로 똑같이 반응하는 것은 비적응적이다. 의존성이 그렇다. 어려서 유아는 유능한 어른에게 의존하여야 위험을 피하고 생존을 보장받는다. 무능력한 아이의 삶을 위험으로부터 지켜주려고 부모들은 "말 잘 들어라.", "착하다."고 하면서 일탈을 경계한 것이다. 그렇지만 성인이 되어서도 늘 남의 말을 잘 듣고 착하게 처신하려고만 한다면 지나치게 유아적이고 의존적인 셈이다. 이제 이는 더 이상 현실 상황에 맞지 않는다. 의존적인 가장이 남들로부터 늘 착하다는 소리만 들으려 한다면, 그에게 의존하여 살아야 할 자녀들은 힘들 수밖에 없다.

알코올 문제가 있는 사람들만큼 체면을 소중하게 여기는 사람들도 없다. 그래서 주위 사람들로부터 '사람이 좋다.'거나 '사람은 착한데…….'하는 식의 소리를 듣는 수가 많다. 늘 남을 더 의식하고 남들의 이런저런 말과 평가에 매이다 보니 자신을 잘 주장하고 챙기는데 소홀하다. 술로부터 자유로우려면, 남들 앞에서의 체면보다 나 자신(自我)을 회복하는 일이 그래서 무엇보다 필요한 것이다.

회복한 사람의 글

뭉치면 죽고 흩어지면 산다.

우OO

난 어릴 적부터 뭉치면 살고 흩어지면 죽는다는 교육을 받고 자랐다.

그런 탓에 난 뭉치기를 참 좋아했었다. 어릴 때는 물론이고 사춘기 시절에도, 군대에서도, 제대 후에도 그랬고 정신과 병동에서의 동료들과도 역시 잘 뭉쳤다. 그렇게 뭉쳐서 놀다가 세월 가는 줄도 몰랐다. 난 동네친구들과 잘 뭉쳤고, 가족들과 잘 뭉쳤고, 특히 술친구들과 잘 뭉쳤다. 난 흩어지면 정말 죽는 줄 알고 아버지하고도 똘똘 뭉쳤다. 난 잘 살아보기 위해 열심히 뭉쳤건만 몸과 마음은 계속 아프기만 했다.

결국 중독이란 진단을 받고 병원에 입원해서 치료도 받았지만 제법 유명하다는 병원에서조차 나의 뭉치기병은 쉽게 고칠 수가 없었다. 병원에서 치료를 받으면서도 뭉치는 것이 나의 병이란 것을 알게 된 것은 아주 훨씬 뒤에 일이었다. 아주 어렴풋이 뭉치는 것이 병인 줄 알게 된 나는 흩어지려고 발버둥쳤지만 그것으로부터 쉽게 떨어져 나갈 수가 없었다.

뭉치는 것이 나의 병 증세임을 알게 된 것도 충격이었는데, 그 뭉침으로부터 흩어질 수가 없게 된 나 자신을 발견한 것은 정말 심각하면서도 무서운 충격으로 다가왔었다. 찢어져서 흩어지고는 싶지만 그럴 수 없는 그런 나를 병원에서는 중독환자라 불렀고, 이때 처음으로 내가 지금 아주 심각한 병에 걸렸다는 것을 아주 조금씩 느끼기 시작했다.

그로부터 어느 정도 시간이 흐른 지금에서야, 단주는 뭉침에서 흩어져 혼자가 되어 가는 분리수술이 아닐까 라는 생각을 해 보게 되었다. 생각하고 느낀다는 것만으로 그 큰 수술이 끝난 것은 아니지만, 적어도 나는 이제 센터와 의사에게 나의 병든 몸을 맡기고 수술대 위에 올라가 조심스럽게 옷을 벗는다.

알몸을 보인다는 것에 조금은 창피하고 내 마음과 몸에 칼을 대는 두려움도 있지만, 혼자가 되어도 외롭지 않고, 고독을 느끼지만 소외되지 않는, 단주의 대수술을 받기 위해 나는 오늘도 뭉침에서 흩어져 본다.

"뭉치면 죽고 흩어지면 산다."

➲ 의존과 애착 그리고 분리라는 개념을 잘 비유하여 올린 글입니다. 오랜 세월의 단주와 지속적인 회복의 노력으로 어느 누구보다 자신과 자신의 질

환에 대하여 깊이 통찰하고 있는 환우로서, 동료 환우들의 역할 모델을 제공하며 늘 커다란 도움을 주십니다.

6장
회복에 대하여

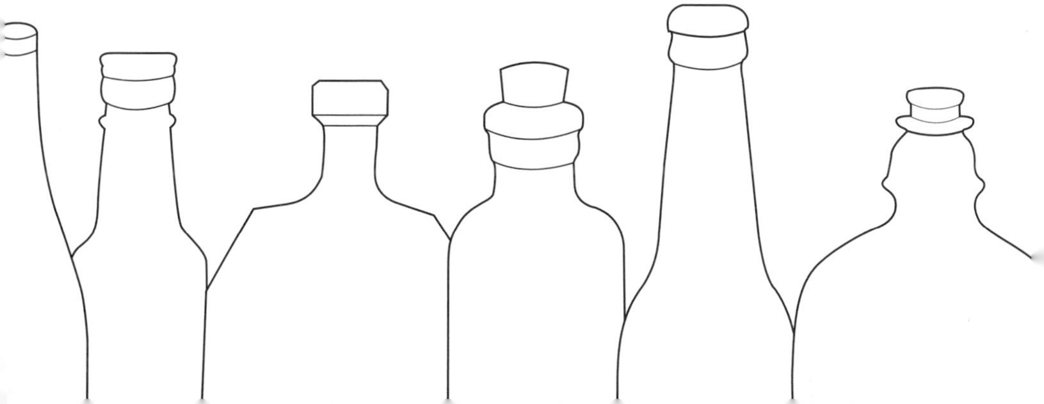

"알코올중독이었다는 것이 고맙다"

"알코올중독이었다는 것이 고맙다."

이 역설적인 발언은 단주한 지 5년쯤 된 알코올중독 남자 환우가 단주 모임에서 한 말이다. 알코올중독이라는 병명이 끔찍하기 이를 데가 없고, 창피하여 결코 대놓고 말하지도 못하는데 고맙다니? 단주가 얼마 되지 않은 사람들이나 일반인에게는 도대체 이해할 수 없는 말이 아닐 수 없다. 그는 이제 50을 갓 넘긴 전문직의 가장으로 "지금껏 살아오는 중 가장 행복합니다."라는 말로 단주를 시작한 후의 기쁨과 행복을 소개하였다.

그는 직원 네 명을 두고 OO사무소를 운영했다. 예전에 음주하며 살던 때에는 언제나 빚에 쪼들려 전전긍긍하였다고 한다. 그런데 지난날이나 지금이나 일은 마찬가지인 것 같은데, 단주를 약 5년 한 이제는 모든 빚을 청산하였고 저축도 하고 부동산에도 꽤 많은 투자를 하고 있다고 하였다. 실제 그의 얼굴 또한 하얗고 맑은 게 모든 것이 퍽 좋아 보였다.

지난날에는 어떻게든 더 벌려고 접대 술자리를 만들며 일감을 따려고 애를 쓰고 안달복달하였다고 한다. 그렇지만 지금은 그렇게 해서 일감을 늘리려고 하지 않는데도 일감은 여전하다고 한다. 이제 와서 보니 술대접이란 것이 아무런 의미가 없었다고 한다. 지난날 술 마시고 돌아다닐 때는 낭비한 것이 술값만이 아니었다. 술을 마시다 보면 돈을 경우에 맞지 않게 펑펑 써버리는 수도 많았고, 그러느라고 사무실을 제대로 관리하지 못한 사이에 직원들이 금전을 유용하여 법적인 분쟁에 휘말려 들기도 하고, 잘못된 일 처리로 비용이 더 들기도 하였다고 한다. 술을 마시지 않으니 그러한 일이 생길리가 없고 알뜰하게 소비하므로, 돈이 금방금방 불어나더라고 하였다.

그러면서 그는 자신이 알코올중독이 아니었더라면, 병원에 올 이유도 없었겠지만 일과 돈에 대하여 아무런 변화의 필요를 느끼지 못한 채 예전대로 살았을 것이라는 이야기였다. 즉 알코올중독이라는 딱지는 붙지 않고 그럭저럭 사무실은 꾸려가겠지만, 늘 경제적으로 허덕이며, 재혼한 부인과도 첫 결혼에서처럼 자주 반목하고, 형제들과 모이기만 하면 자동적으로 술부터 마시고 결국에는 싸움으로 헤어지는 식으로 살았을 것이라는 것이다. 차라리 알코올중독으로 빠졌기에 어쩔 수 없이 정신과에 오게 되었고, 처음에는 불만스러웠지만 술을 마시지 않고 산다는 개념이 생기고, 단주를 시작하여 단주생활로의 변화를 하다 보니 많은 것을 회복하여 오히려 고맙다는 설명이었다.

신체의 경우 어떤 종류의 질환일지라도 일단 앓으면, 아무리 잘 나았다 해도 발병하기 전보다 더 튼튼해지기를 기대할 수는 없다. 예를 들어 다리가 부러지면 수개월 후 다시 붙었다고 해서 그 다리뼈가 더 단단해질 수는 없는 노릇이다. 오히려 조금이라도 더 약해졌는지 모를 일이다. 그렇지만 알코올중독자가 단주 생활을 발전시켜 변화한다면, 지난날 알코올중독으로 발병하기 이전에 평소에 살아가던 모습보다 훨씬 더 행복해지는 것은 언제나 가능하다. 더 자유롭고 더 평화롭고 더 만족한 삶이 가능하다. 그렇지만 이는 단주 생활이라는 실천적 체험을 통하여 가능한 것이지 머리로만 알고 실천을 하지 않으면 되는 일이 결코 아니다.

감정의 값어치

인간에게 감정이란 무엇인가? 인간은 왜 감정이라는 것이 있는가? 사람들은, 특히 알코올중독자들은 감정이란 것을 억압하고 배제하는 작업에 익숙하다. 모든 감정이라는 것들은 매우 위험하고 끔찍이 나쁜 것이라는 듯 가능한 감정을 최대로 억제하고 숨기려 하는 수가 많다. 감정은 그토록 위험한 것인가?

인간은 이성적이지만 동시에 감정적 동물이라고 한다. 이성이 가장 발달한 생명체가 인간이라는 데에는 이견이 없다. 그런데 가만히 생각해 보면 역시 인간만큼 감정이 풍부하고 다양한 생물도 없지 않은가?

이성과 마찬가지로 감정은 뇌의 작용이다. 이성은 주로 인간을 비롯한 유인원에서나 찾아볼 수 있는 기능인데, 진화의 역사상 비교적 최근에 발달한 뇌의 신피질이라는 부위의 작용이다. 반면 감정은 개나 고양이와 같은 포유류 정도로 진화한 동물에서부터 발견할 수 있는 기능으로, 뇌의 비교적 오래된 구조인 변연계의 작용이다. 자기 억제와 같은 신피질의 기능은 아기가 성장하여 뇌의 발달이 어느 정도 되어야 가능하고, 그래서 성인이 되어야 충동이나 욕망에 대해 자제력을 발휘할 수 있다.

중추신경계의 발달은 단계적으로 진행하는데 가장 늦게 발달한 부위가 가장 취약하여 외부의 자극에 더 빨리 손상을 입는다. 생명 유지와 직결된 호흡, 심장박동, 수면과 각성 따위의 기능들로 가장 먼저 발달한 원시적인 기능들은 가장 나중에 망가진다. 즉 신피질은 가장 늦게 발달하여 외부의 침해에 가장 먼저 손상을 입는다. 그래서 과음하면 가장 먼저 신피질 기능부터 약화하기 마련이다.

사람들이 술을 마시면 쉽게 격앙하고 흥분한다. 이는 알코올 때문에 신피질의 기능이 약화하여 감정과 충동을 잘 조절할 수 없기 때문이다. 술을 마시면 아무런 절제 없이 감정을 적나라하게 드러낸다. 격렬한 감정이 아무런 규제 없이 폭발적으로 나타나서 난처한 상황을 겪기도 한다.

과음해 술에 취하면 신피질의 기능이 마비되고 이에 따라 이성적 능력이나 억제 기능이 없어져, 원초적인 감정들을 아무렇지도 않게 노골적으로 표현한다. 그러다 보면 상대방에게 무례하게 굴게 되고, 술이 깨고 나면 창피하여 어쩔 줄 몰라 한다. 이를 만회하려고 매사를 지나치게 완벽하게 하려고 하느라 본인은 물론 주위 사람들조차 힘들게 한다. 이러는 동안 자신의 감정을 제대로 인식하지도 못하고 감정의 의미나 가치를 전혀 모른다.(감정실독증, 感情失讀症) 나아가 감정이란 매우 위태로워 아예 없애버려야 하는 것쯤으로 이해한다. 그들의 감정적 생활이 만족하고 행복하지 못한 것은 너무나 당연하다.

알코올중독으로부터 회복에는 여러 차원이 있지만, 본질적으로 중요한 것은 감정적 회복이다. 매사를 감정적 차원으로도 보고 해석할 수 있는 안목이 필요하며, 이러한 작업을 잘하자면 감정의 가치를 제대로 알아야 한다. 그리하여 감정적 성숙을 이루어야 진정한 회복의 길로 들어섰다고 할 수 있다.

기적 만들기

술을 끊기가 어렵다고 한다. 술꾼이 술 끊는다는 것은 아예 불가능한 일이라고 하기도 한다. 심지어는 죽어야 낫는다는 말도 한다. 즉 이제 죽어버렸으므로 자기 손으로 술잔을 들어 입으로 넣는 것이 불가능해져야 술을 끊는다는 뜻이니, 얼마나 어려운 일인가! 이런 말들을 상기하면 술꾼이 술을 끊는다는 것은 거의 기적이라고 해도 지나친 말이 아니다.

그렇지만 알코올중독인 당사자들은 술을 끊는다는 것을 그렇게 어렵게 생각하지 않는 수가 많다. 번번이 술로 인해 어려움을 겪고 나면, "이제부터는 죽을 때까지 절대 술을 안 마시겠다."고 바로 큰소리를 치기도 하고, "이런 꼴을 보고도 내가 다시 술을 입에 댄다면 사람도 아니다."라며 단주를 맹세한다. 이럴 때 보면 술을 끊는다는 것이 조금도 어려운 일이 아닌 것 같다.

그러한 입장은 알코올 문제로 수없이 고통을 겪어온 배우자나 식구들도 마찬가지이다. 그들이 흔히 "그까짓 술 하나를 못 참고 또 저 모양이다."거나, "조금만이라도 의지력만 있으면 금방 끊을 텐데……."하고 내뱉으며, 그들의 의지력 부족을 탓하는 수가 많다. 그런데 정말로 의지력이 있으면 술을 끊을 수 있는 것인가?

의지력을 동원한 단주는 그 사람의 음주 습관이 현재 어느 정도인지에 따라 다를 수 있다. 예컨대 그가 사교적 자리에서 보통 1,2잔 정도로 가볍게 음주하고 지내는 사람일 때에, 무슨 이유로든 음주가 해롭다면 얼마든지 음주를 자제하거나 이내 포기하고 주어진 상황에 대처해 나갈 수 있다. 그렇지만 그가 일단 알코올 중독이라면, 이 말이 갖는 뜻 그 자체로써 이미 음주에 대한 조절 능력을 상실한 것이라서 의지력으로는 음주를 자제할 수 없다. 음주의 유리와 불리를 따지기 전에 우선 한잔 걸쳐야만 견딜 수 있는 상태인 것이다. 즉 사람이 술을 지배하는 것이 아니라 술이 그 사람을 지배하는 단계라서, 이유를 불문하고 마시지 않고는 배기지 못하는 단계이다. 그런데 어떻게 의지력만으로 음주를 조절할 수 있겠는가?

술꾼이 술을 끊는 것은 가히 기적을 만드는 일이라고 할 수 있다. 기적이라는 말은 사람의 역량 범위 밖의 일이라는 뜻이다. 그렇지만 기적이 일어나기를 간절히 바라는 일, 그래서 그 기적을 이루기 위해 무언가 해야 할 일을 하는 것은 여전히 사람들의 몫이다. 기적을 바라는 것은 무언가 절대자의 섭리를 기다리고 기원하는 것이며, 이때 사람들은 가장 겸손한 자세로 자신이 가장 아끼는 것을 기꺼이 바치는 것이다. 고대에 소와 돼지를 때로는 사람까지도 제물로 바치는 희생(犧牲)이 바로 그런 것들이리라.

모름지기 단주를 하고자 한다면 기적을 간구하는 마음이라야 할 것 같다. 그러자면 마땅히 자신이 가장 귀하게 아꼈던 것까지도 기꺼이 내려놓고, 겸손한 자세로 단주와 회복 그리고 건강과 행복을 빌어야 할 것 아니겠는가?

꽃을 사는 남자

알코올에 찌들어 살아온 사람이 아내에게 꽃을 사 들고 집에 들어왔다면 이것은 틀림없이 보통 일이 아니다. 결혼 생활이 벌써 30년이 넘은 중년의 알코올중독자가 이랬다면 이것은 정말 큰 사건이 아닐 수 없다.

오늘날 젊은 사람들이 꽃을 사가지고 집에 들어간다는 일은, 아내의 생일이라든가 결혼기념일 같은 날이면 흔히 기대할 수 있는 일상적인 일이다. 나아가 사람에 따라서는 이런 특별한 날이 아니라도 집안의 분위기를 바꾸기 위하여 혹은 아내와 기분을 내기 위하여 꽃을 사갖고 들어가는 일은 드문 일이 아니다. 그래서 요즘 새로 지어진 대단위 아파트 단지 안에서는 상가마다 꽃집을 쉽게 찾아볼 수 있다.

대략 6년쯤 술을 끊고 생각과 행동이 전면적으로 달라진 이O

O씨가 직업을 바꾼 것은 최근 한 달쯤 전이다. 원래 대도시에서 도매중개인을 하다 사업에 실패하고, 지방에 내려와 트럭에다 간단한 식료품 따위를 싣고 다니며 가게에 파는 일로 생계를 꾸려 왔다. 대형 매장들이 들어서고 경기도 나빠져 일한 만큼 성과도 없어 의욕을 잃고 일을 중단한 지도 벌써 꽤 오래되었다. 부인의 성화는 물론 같이 단주를 시작한 동료들도 걱정을 하였는데, 본인이 용기를 내어 새로운 일을 한다는 것이 택시 운전이었다.

택시 운전을 위한 교육을 받고 무사히 면허도 따고 택시회사에 취업하였다. 긴장하였던 처음 며칠이 지나면서 이제는 승객의 행색을 살피고 눈치도 보고 비위도 맞춰 가며 분위기에 맞춰 대화도 나누는 여유가 생겼다고 한다. 수일 전 젊은 손님을 태우고 이야기를 나누다가, 매끄럽지 않은 부인과의 관계를 털어놓았다고 한다. 젊은 손님이 얘기를 다 듣더니, "일을 마치고 집에 들어가면서 꽃이라도 사 들고 가보라."고 하였다 한다.

매사를 자기 식대로 독단적으로 판단하고 행동하던 그가 나이도 훨씬 어린 지나가는 승객의 말을 그대로 따르려 한 것부터 예외적인 사건이 아닐 수 없다. 더구나 일과 돈이 인생의 모든 것이라고 믿고 살아온 그가 며칠 지나면 시들어 없어질 꽃을 산다는 것은 기적과 같은 일이었다. 원래 그의 신조대로라면 부득이 꽃을 사야만 한다면 절대 시들어 없어지지 않을 조화를 살 일이지, 이내 시들어 버려질 생화를 사느라고 돈을 쓴다는 것은 말이 안 되는 노릇인 것이다.

주머니에 늘 10만 원 이상은 갖고 다녀야 마음이 놓였던 그가,

이제 형편이 좋지 않아 불과 몇만 원밖에 없는데도 불구하고 꽃을 산 것이다. 꽃집에 들어가는 것부터 시작하여 꽃을 고르는 일들이 모두 평생 처음 해보는 일이라 매사가 어색하기만 했다고 한다. 부인에게 꽃다발을 건네는 것도 어색할 것 같고, 한편으로는 괜히 헛돈 썼다고 핀잔받을까 불안하였다고 한다. 의외로 부인은 천지개벽이라도 한 듯 눈을 크게 뜨고 근래에 없이 너무 만족해하더라는 것이다. 본인도 마치 굉장히 큰일을 해낸 것 같이 마음이 뿌듯하였다 한다.

단주를 약 6년쯤 하고 나면 별일을 다 벌이는 것 같지 않은가?

나는 왜 늘 당하기만 할까?

이 말은 술을 끊은 지 채 2년이 되지 않은 권OO씨가 단주 모임에서 한 말이다. 그는 부모와 함께 가업을 돕고 살다가, 술을 끊자 독립하여 가내 수공업을 벌였다. 부모 밑에서 일할 때와 달리 모든 일을 책임지다 보니 새로운 어려움이 많았다. 사람들과의 관계였다. 처음에는 새로 이주한 동네에서 사업을 시작하여 주위의 토박이들과 어떻게 관계를 맺어야 할지, 또 비슷한 시기에 같은 업종으로 건너편에서 개업한 경쟁자와의 관계도 문제였다. 그럼에도 사업은 번창하여 나름대로 성취감도 느끼고 자부심도 커갔다.

시간이 지나면서 또 다른 어려움이 대두하였다. 인력을 많이 쓰는 그의 사업은 규모가 커지자 종업원 관리가 제일 큰 문제였다. 그래서 그가 직접 운전하여 시내로부터 직원들을 출·퇴근시켜 주고, 일하는 중간 중간에 끊임없이 음식이랑 커피를 챙겨, 어떻게든 그들의 환심을 사서 오래 붙잡으려고 애썼다. 그럼에도 불구하고 예고도 없이 출근하지 않거나 안 나와 버려, 납기일을 못 맞추는 난처한 일들이 반복되었다. 그동안 잘 해주려고 무던히 애썼지만 그런 노력이 허사가 되면, 자신은 이용만 당한 것 같아 화가 치밀었다. 이런 일들이 반복하여 또 술을 마실까 봐 걱정이 된 부인은, '사람 관리하는 일이 으레 그렇지, 그렇게까지 신경을 쓰지 말라.'고 하여도 그는 자주 붉으락푸르락하였다.

알코올 문제가 있는 사람들은 대개 주위 사람들에게 잘 대해주어 좋은 소리를 듣는 수가 많다. 문제는 그러므로 상대방도 자동적으로 자신에게 최선을 다 해주리라 기대하는 것이다. 자신이 가장 중요하게 여기는 사업에, 자신이 최선을 한 만큼 상대방들도 자신처럼 전심전력해 줄 것으로 기대한다. 그러다가 조금만이라도 어긋나면 너무 실망한다. 신경 써서 잘 해주었는데도 애를 먹인다며 "언제나 나만 당한다."고 해석하거나, 나아가서는 "나를 병신으로 보고 골탕먹인다."라고 분개한다. 이 말을 듣고 나서, 비슷한 경험을 했었던 단주 모임의 선배가 "그런데 내 집사람은 남들에게 그렇게 잘 하지도 않는데도 사람들이 잘해준다. 나에게는 무어가 문제라서 그런지 아직 모르겠다."며 의문을 제기했다.

그들은 왜 늘 당하기만 할까? 아니 왜 당한다고만 생각할까? 문제는 사람들과의 관계가 늘 자기중심적이기 때문이다. 사람들에게 잘해준다는 것도 자기중심적인 생각에서 나온 것이고, 상대방에게 기대한 것도 자기중심적으로 일방적으로 기대해 버린 것이다. 자기중심적으로 일방적인 기대에서 상대에게 그렇게 잘 대한 것이라고도 할 수 있다. 그렇다면 상대방이 반드시 고맙게 느껴야 할 이유가 없지 않겠는가.

상대방에게 거는 정당한 기대라면 정당하게 대할 뿐, 특별히 더 잘 대접할 이유가 없다. 사람과의 관계에서 인간은 각자가 자신에게 가장 유익하게 선택하고 결정하여 행동하기 마련이다. 자신이 그러하듯 상대도 마찬가지이다. 자기중심적으로 상대의 행동을 규정하다 보면, 결국에는 좌절감만 남고, 나아가 스스로 피해자 의식을 갖기 쉽다. 이는 일방적으로 기대하고는 좌절하자, 상대를 원망한 나머지 이용당했다고까지 왜곡한 셈이다.

설령 자식이나 배우자일지라도 상대하는 모든 사람을 일단 타인으로 간주하고 존중하며 그들의 자주성과 자율성을 인정해야 한다. 그래서 끊임없이 상대에 대한 기대의 범위와 한계를 섬세하게 조정하며 어디까지나 현실적인 기대를 해야 실망하거나 원망할 이유가 없다.

단주와 단주 생활

알코올 중독으로부터 회복은 장기간의 단주가 필수적이다. 사회 구석구석이 술 마실 일 투성이인 우리나라의 경우에 스스로를 잘 관리하지 않으면 지속적인 단주는 대단히 어려운 일이다. 알코올중독 환자들이 정신과 입원과 같은 매우 꺼리고 힘든 치료까지 받고 나서도, 퇴원 후 다시 술에 입을 대는 것은 너무나 흔한 일이다. 10여 년 동안 술을 끊었다가도 아주 사소한 이유로 한 잔의 술을 마신 것을 계기로 다시 술을 빠지는 사람도 흔하다.

술을 끊은 지 불과 수주일 또는 수개월밖에 안 된 사람들일수록 "이제 나는 완전히 술을 끊었다.", "앞으로 평생 절대 안 마신다."라며 큰소리를 치는데 비하여, 단주가 벌써 5, 6년이 넘고 삶의 방향이 달라진 사람들은 결코 "술을 끊었다."라고 큰소리치지 않는다. 오히려 "한번 알코올중독이면 평생 알코올중독이다."라고 하거나 "난 아직도 단주 중이다."라고 조용히 말할 뿐이다.

이따금 수년씩 술을 끊은 사람들 중에서는 스스로를 단주의 전도사로 자임하며, 주위는 물론 이곳저곳에 여러 사람들 앞에서 자신의 단주의 비결을 소개하며 어떻게 단주하여야 하는가를 외치는 사람들을 보게 된다. 하나같이 자기가 한 단주 방법이 마치 유일한 단주의 길인 듯, 목소리를 크게 내고 독단적 단주 방법을 주창한다. 때로는 자기 할 일을 제쳐두고 이러한 활동에 몰두하는데, 이를 타인을 위한 헌신으로 긍정적으로만 보기 어렵다. 이타적인 듯 보이는 이런 행위 속에서 바로 건주정에 다름 아닌 모습을 발견할 수 있기 때문이다.

사실 이러한 행위의 기저에는 아직 음주의 갈망과 욕구가 너무 강렬하여, 내적으로 스스로 이를 조절할 수 있는 힘을 충분히 개발하지 못하여 느끼는 재발의 위협에 대한 나름대로의 하나의 대처방법일 수 있다. 최근까지의 단주달성 기록과 함께 지난날 과음으로 인한 최악의 후유증을 만천하에 알리는 것이 음주 충동을 통제하는 방편이 된다. 이때에 외부의 주시와 기대가 큰 압력으로 작용할 수 있기 때문이다.

어떻게든 단주를 하려는 처절한 노력이긴 하지만, 스스로에게 더 유익한 생활의 변화를 이루어 타인과는 상관없이 단주를 유지할 수 있어야 한다. 타인과 연계하여 단주할 뿐이라면 옛날과 다를 바가 없다. 단주를 돕는다는 기관이나 상업적인 언론이 이러한 이면을 깊이 알지 못한 채, 그러한 단계에 놓인 과음 문제의 사람들을 동원하여 활용하는 것은 위험할 수 있다. 이는 대중들에게 본질적인 단주 생활의 모습을 오도하게 할 뿐만 아니라, 정작 그 당사자가 더 깊이 생각하고 변화를 이룰 기회를 빼앗을 수 있기 때문이다.

진정한 단주는 변화이다. 단지 술만 마시지 않을 뿐, 그의 가치관, 인생관, 세계관이 전혀 바뀌지 않고, 그의 사고방식, 대화방식, 관계방식, 대응방식이 여전하며, 그의 일과 휴식, 물질과 마음, 책무와 권리, 너와 나 따위에서 균형 감각을 제대로 확립하지 않으면, 억지로 버티는 금주에 불과할 뿐이다. 그러면 진정한 단주 생활로부터 얻는 자유와 평화는 없어, 언젠가 위기가 닥치면 다시 재발로 이어지는 것이 알코올중독이다.

병균과 병, 약과 회복

단지 약만 있으면 해결하지 못할 병은 없다고 여기고 약에만 모든 것을 거는 사람들이 있다. 알코올 문제의 경우에도 예외가 아니다. 약만 먹으면 술을 끊는다고 여기는 사람이 있고, 보호자인 부인들 또한 그런 생각을 갖고 있는 수가 많다.

정OO씨도 그런 사람이다. 매번 본인은 외래에 오지 않고 약만 타 오라고 자기 대신에 다른 친지를 보낸다. 어쩔 수 없는 긴박한 일이 있다면 가끔 빠질 수밖에 없는 사정을 이해 못 하는 바는 아니지만, 번번이 약만 타러 다른 사람을 보내는 것은 문제이다. 본인이 오지 못할 사정이 있다면, 그를 꾸준히 지켜보고 도와줄 배우자라도 대신 오면 좋으련만 배우자 또한 그렇지 않아 아쉽다. 오로지 심부름 온 친지나 부하 직원에게 조언한들 무슨 도움이 될까?

자주 느끼지만, 알코올과 알코올 문제에 대한 배우자(부인)들의 이해의 수준은 어쩔 수 없이 알코올중독인 환자(남편)의 이해의 수준을 넘어서지 못하는 수가 많은 것 같다. 환자는 어쩔 수 없이 그렇다 해도 배우자라도 빨리 제대로 이해를 넓힐 필요가 있다. 그래야만 효과적으로 도와줄 수가 있는 것이다. 그러자면 배우자라도 치료를 위한 활동에 시간을 더 많이 투입하여야 한다. 가족치료와 가족 집단치료와 같은 프로그램에 꾸준히 참여하는 것이 필요하다.

술로부터 제대로 회복하자면 질병과 치료에 대한 개념을 제대로 가져야 할 필요가 있다. 깊은 이해 없이 단지 먹으라는 약만 잘 먹으면 나을 수 있는 병들이 있다. 그러한 병들은 이제 거의 정복되었다. 오늘날에도 여전히 병원마다 꽉 차있는 환자들의 질환은 대개 약만으로 간단히 해결할 수 없는 병들이다. 피동적으로 약만 타다 먹는다고 낫는 병이 아니라는 뜻이다. 대부분의 이러한 질환들은 수동적으로 약만 타 먹는 것이 아니라, 치료에 환자의 적극적인 참여가 필수적이다. 그러자면 치료에 대한 개념이 예전과는 달라야 한다는 뜻이다. 마땅히 더 깊이 생각하고 연구를 해야 한다. '도대체 이 병이 어떤 병인가?', '어떻게 대처해야 낫겠는가?', 나아가서는 '왜 내가 이러한 병에 걸렸는가?'와 같은 질문이 필요하고 이에 따른 각성이 요구된다.

캐나다의 의료사학자 윌리암 오슬러경은 '어떤 병에 걸렸는가?' 보다 '어떤 사람이 병에 걸리는가?'를 알기가 더 쉽다고 하였다. 즉 그 사람이 어떠하여서 병에 걸리는가 하는 의문, 즉 주체로서 자신을 살펴보라는 뜻이다. 루이 파스퇴르와 끌로드 버나드는 질병의 가장 중요한 원인이 토양, 즉 병이 든 인간에게 있는 것인가 아니면 병원체, 즉 병균에 있는가? 하는 문제를 놓고 평생 동안 논쟁을 하였다. 임종 때 파스퇴르는 결국 '그것은 토양이다.'라고 하여 버나드가 옳았음을 인정하였다.

정말로 병이 생기는 것은 병균이 아니라, 병에 걸린 그 사람에 딸린 것이다. 마찬가지로 병을 낫는 것도 외부에서 투입한 약만이 아니라, 어느 정도는 약이 도움을 주지만 전적으로 그 사람에 따른 것이 아니겠는가?

많은 이들이 병을 고치겠다고 자신이 아닌 외부에서 무언가를 찾아 섭취하는 데에 너무 많은 노력을 기울인다. 외국에서 수입한 고가의 신약을 비롯하여 한방의 비방, 동식물을 망라한 기이한 물질들, 각종의 장치와 비법들이 그것들이다. 정작 더 투자하여야 할 것은 내부의 자신을 변화시키는 데에 있다. 인간이 근본적으로 달라져야 회복하는 병이 대표적으로 알코올중독이라는 병이다.

알코올중독의 회복과 전향

대전 교도소에는 6·25전쟁 발발 후 빨치산 활동을 하다가 붙잡힌 장기수들이 수십 년씩 수감되어 있었다. 40여 년이 지나서야 일부는 전향 각서라는 것을 쓰고 감옥에서 풀려나 자유 대한에서 노후를 보내게 되었다고 한다. 그렇지만 일부는 끝까지 전향을 거부하고 수감생활을 계속하다가 남북 화해의 분위기를 타고 끝내 북한으로 보내진 사람들도 있다. 도대체 사상이 무엇이기에 자신의 인생의 전부를 바치면서 적국(?)의 교도소에서 한 푼어치의 희망 없이 죽는 날까지 끝까지 버티는 것일까?

어떤 면에서 이는 알코올중독자도 마찬가지이다. 알코올이라는 결코 이길 수 없는 적과의 관계가 이와 매우 유사하기 때문이다. 그들은 번번이 알코올에게 속아 압도당하고는 많은 것을 잃고 살아왔다. 그러면서도 얼마간 시간이 지나 과음의 후유증이 회복

되어 갈 즈음이면 술에 대한 지난날의 관념과 태도를 결코 버리지 않고 끝까지 알코올에 대한 애호를 포기하지 않는다. 마치 오늘날 전 세계의 어느 누구도 믿지 않고 내다 버린 공산주의 사상을 결코 포기하지 못하는 빨치산 출신 장기 재소자들처럼.

어떤 면에서 보면 공산주의 사상이 주장하는 바가 그럴듯해 보이는 점도 없지 않을 것이다. 마찬가지로 알코올도 바람직한 효과와 긍정적인 측면이 전혀 없는 것은 아니다. 그렇지만 두 가지 모두 현실 생활에서 실제로 적용하다 보면 기대하였던 좋은 점과는 너무나 다른 결과를 초래한다. 공산주의는 이상과 달리 인민을 풍요롭게 하는데 실패하였고, 지나친 과음은 기분이 나아지길 기대한 것과 달리 정서적 고통을 더욱 악화시킬 뿐이었다.

거의 모든 공산국가들이 수십 년씩의 실험적인 경제정책 운용의 결과가 피폐해질 대로 피폐해져서야 이를 포기하지 않으면 안 되었다. 과음의 문제가 있는 사람들 또한 수십 년씩 "오늘은 딱 한 잔만 해야지."라고 음주하나 언제나 과음으로 이어지고, 결국 사고나 손해를 겪다가 삶이 더 이상 망가질 수 없는 상태에 이르러야 음주를 포기한다.

두 경우 모두에서 문제는 인간과 사람들의 삶에 대한 고려 없이, 단지 추상적 관념으로 사상과 화학적 물질로써 알코올의 긍정적 효과를 주장한 것뿐이라는 사실이다. 그것이 아무리 훌륭하고 이상적일지라도 이를 이용하는 인간 행동의 특성을 고려하지 않으면 비현실적이다. 경우에 따라서는 오히려 파괴적이고 허구일 뿐이다.

공산주의라는 이념의 명징성보다 하루하루의 삶이 그 어느 때보다 더 절실한 것이 현시대의 인생살이이다. 지금은 18, 9세기를 배경으로 한 이념의 틀에 갇혀 자신의 삶을 제약하고 희생하는 것이 비현실적이듯, 술에 절어 인생과 낭만을 논한다며 시대와 세상을 타박하는 것 또한 세기말적 구태라 할 수밖에 없다.

모름지기 새 세상과 새로운 시대에서 인생을 제대로 살자면 전향하여야 한다. 공산주의와 마찬가지로 술과 음주에 대하여 지니고 있던 조금만큼이라도 긍정적 관념을 매몰차게 내던져버려야만 할 것이다. 그리고 어디까지나 실생활이란 대지에 굳건히 다리를 딛고, 맑은 머리로 생각하며 분별하여 살아가기로 결단하여야 할 것이다.

알코올중독의 치료와 자기 표현

알코올중독을 회복시키기 위한 개인 면담이나 집단 단주모임과 같은 정신치료 과정 중에서는 흔히 자신을 솔직하게 드러내라는 요구를 받는다. 즉 솔직한 자기 노출 또는 자기 폭로(self disclosure)를 주문한다. 이는 단지 술만 끊는 것이 아니라, 인격의 변화를 통한 궁극적이고도 전반적인 회복을 위하여 매우 중요한 과정이다. 그렇지만 이 자기 폭로는 일반적인 사회생활에서의 개인 간의 대화나 회의체와 같은 모임에서 자기 의견을 발표하는 것과는 매우 달라 당황하는 수가 많다. 모르는 사람들 앞에서 자기를 드러내기란 처음부터 쉬운 일은 아니다. 알코올에 의지하고 살아온 사람들은 늘 자신보다는 남을 의식하고 남을 배려하는데 모든 주의를 기울이고 사느라, 정작 자신을 주장하며 자신의 뜻을 상대방에게 알리는 일에 너무나 미숙하다.

처음에는 자신을 드러낸다는 것이 도대체 무엇을 말하라는 것인지조차 알지 못한다. 시간이 지나면서 이것이 무엇을 뜻하는지 이해를 하면서도, 남들에게 솔직하게 자신을 드러내는 것이 매우 어렵다는 것을 느낀다. 사실 더 깊이 들여다보면 자신이 자기 폭로를 매우 두려워하고 어떻게든 자신을 드러내지 않고 오히려 숨기려고 한다는 것도 알게 된다. 그렇다고 그들이 언제까지나 자신을 숨기고 살아가는 것은 아니다. 단지 표현 방법이 지극히 조심스러워 매우 수동적이고 은유적이며 은밀하다 보니 왜곡되기 쉽고 의사 전달이 비효율적이다. 그래서 주위 사람들은 흔히 그를 제대로 모르고 있다거나 잘못 알고 있는 수가 많다.

자신에 대한 이야기라면서 하는 말이 정작 자신이 아닌, 그러나 이리저리로 조금은 연관되는 타인, 사건과 일, 사물과 외양, 물리적 조건과 환경 등으로 묘사하는 수가 많다. 경우에 따라서는 모든 시간을 자신이 갖춘 지식을 소개하느라고, 또는 성경을 비롯하여 유명한 저술의 내용을 인용하느라고 목소리를 높이는 수도 있고, 유명한 인사의 일화나 명언으로 비유하는 것으로 모든 시간을 때워버리기도 한다. 때로는 매우 높은 비판 의식과 높은 식견으로 남들의 의견마다 일일이 첨삭하거나 비평하는 것으로 자신은 자기를 충분히 표현하였다고 여기는 수도 있다. 이러한 경우들은 아무리 발언을 많이 하였다 하더라도 정작 자기를 이야기한 것이 아니다. 오히려 자기를 드러내야 할 상황을 회피하고 모면하기 위한 발언이기 쉬워, 듣는 사람들이 그의 내면을 이해하기 어렵다. 그래서 아무리 이야기를 많이 하였다 해도 마음이 후련해지기

는커녕 괜히 공허감만 남길 뿐이다.

단주 초기에는 자기와 자기를 둘러쌓은 껍데기를 구분하지 못하기 때문이기도 하지만, 궁극적으로는 본연의 자신을 인식하고 스스로를 남에게 알리는 일을 꺼리기 때문이다. 적나라한 자신을 알면 스스로 너무나 부끄러워, 남들이 알고 나면 자신을 비난하고 거부하리라는 마음이 신념처럼 굳게 자리 잡고 있기 때문이다. 스스로 자신을 수용하고 상대방 또한 끝까지 자신을 버리지 않으리라는 확신이 들 때까지는 겉돌지라도 노력의 시간이 더 필요할 수 밖에 없다.

자발적인 자기표현이 늘고 그 내용이 더 솔직해졌다면 회복의 단계에서 꽤 발전을 이룬 셈이 된다. 회복을 돕고자 하면 이 자기표현을 격려하고 촉진시키는 것이 매우 중요하다. 자신의 솔직한 마음을 내비칠 때에 관심을 기울여 잘 듣고 적합한 반응으로 분명하게 관심을 보임으로써 자기표현은 자꾸 증대할 것이다.

하늘은 스스로를 돕는 사람을 돕는다

장○○씨는 가끔 소량씩 음주한 실수가 있기는 해도 벌써 수 년 가까이 금주를 해온 중년부인이다. 술을 끊기 시작한 지 벌써 몇 년씩이나 되었으나 아직도 진정한 의미의 단주 생활을 발전시키지 못하여, 때로는 일상의 생활이 불안정해 보인다. 이따금씩 남편, 시어머니, 시동생이나 동서, 나아가 일 때문에 마음이 동요하면 또다시 음주 갈망에 못 견뎌 한다.

그래도 수년씩 술을 멀리하고 단주 모임에 참석하여 깨우친 덕택인지, 조금이라도 힘들고 음주 갈망이 솟구치면 혼자서 버티고 참으려 하기보다는 훌훌 털고 딸네 집으로 가버린다. 우선 갈망의 현장을 벗어날 생각을 하고 실천한다는 점에서 이제는 무언가 나름대로 대책을 갖고 있는 셈이다. 그러고 나서 다시 단주 모임에 나와 한동안 푸념을 털어놓고 한탄을 늘어놓는다. 중년 부인들이 대개 그러하듯 남편 때문에 자주 속상하다는 것이다. 단주 동료들은 상투적인 이야기이지만 잘 들어준다. 위로나 조언을 하기도 하고 때로는 질책 같은 말을 해주기도 하나, 동료들이 무슨 말을 해도 그것이 자신을 비난하려는 뜻이 아니라는 것을 믿기에 잘 받아들인다.

이번에도 지난번과 똑같이 "남편이 나는 도와주지는 않고 자기가 하고 싶은 것은 다 저질러 놓고……."하며 분을 삭이지 못하였다. 올봄에도 남편은 욕심껏 밭에는 고추를 심고, 돼지와 염소의 마릿수를 늘리더니, 이제는 거기에다 토끼에다 기러기까지 기르겠다고 일을 벌였다. 그래놓고는 돈을 더 벌겠다고 매일 공사장에 나가고는 힘들다고 술 마시고 늦게 늘어온다는 것이다. 결국 모든 일은 자신이 떠맡아 처리해야만 했다. 시어머니라도 조금 거들어 주면 좋겠는데, 나물거리를 부엌에 갖다 놓아도 한 번도 다듬어 주지 않는다는 것이다. 아랫동네 사는 동서나 시동생들 아무도 도와주지 않는데, 혼자 시어머니 모시고 살림살이에다 동물들과 밭을 건사해야만 한다고 분통을 터뜨렸다.

식구들이 아무도 도와주지 않는 것이 그녀의 모든 문제의 원인일까? 정말 문제는 자신부터 자기 스스로를 전혀 도와주지 않는 것이다. 자기 자신을 스스로 돕기 위하여서는 아무것도 할 줄을 모르는 것이 더 문제이다. 남편이 일을 벌여 놓는다고는 하지만, 그녀 스스로 욕심껏 맡겨진 모든 일을 처리하려고 무진 애쓰는 것이 문제이다. 그러다 보니 결국 자신이 힘들어진 것이라는 것을 알아야한다. 지난날처럼 여전히 오지랖 넓게 혼자서 모든 일을 다 해내려고 애쓰다가 마지막 순간에 지쳐 못 견디게 될 때에야 딸네 집으로 피해 갈 뿐이다.

무엇보다 먼저 해야 할 일은 고추밭 매고 가축들 먹이고 키우는 것이 아니다. 자꾸 일만 벌이고 나 몰라라 하는 남편에게 "아니오."라든가 "나는 더 이상 안 할 거에요."라고 주장하고 외면해야 한다는 것이다. 그런데도 남편이 막무가내로 일을 벌인다면, 본인이 할 수 있는 만큼 돕고 손을 터는 것이다.

벌여 놓은 일을 최선을 다해 잘 살피려 하기보다, 술 문제의 자신을 살펴 스스로를 힘들게 하지 않는 것이 더 중요한 일이다. 그렇지 않은 한 남편은 아내가 술만 참으면 아무 문제가 없는 줄로 안다. 그러면서 지난날처럼 만능인 줄로 착각하고 모든 일을 책임지고 잘 처리해내리라 기대한다. 누구보다 먼저 자신이 자기 스스로를 도와 몸과 마음이 평안하게 하고 나서, 감당할 수 있는 만큼 일하는 것이다. 그런 다음에야 남편을 비롯하여 가족들이 그녀와 그녀가 앓는 질환의 실체와 한계를 이해할 수 있다. 그래야 회복을 위해 그녀를 도와주어야 한다는 것을 이해할 수 있다. 그녀가 가장 먼저 해야 할 일은 자신을 스스로 돕는 일뿐이다.

희망이라는 것

의학이 많이 발전한 것 같으나, 세상에는 자꾸 새로운 질환이 생겨나고 여기에 새로운 병명이 생겨난다. 에이즈가 그렇고 사즈가 그런 병들이다. 그래서 곧 정복하여 해결할 것 같았던 인간의 질병으로 인한 질곡은 치료 과학의 능력을 비웃듯이 더욱 심해져, 오늘날에도 큰 병원 대합실에는 여전히 많은 환자들이 진료 순서를 애태우며 기다리고 있다. 각종 암이나 알코올중독을 비롯하여 심장병 신장병 정신질환 등의 질환에 걸리면 아직도 바로 치유가 가능한 것은 아니다. 환자들 중 일부는 회복하기도 하지만 많은 숫자는 더 악화하는 것을 예방하고 현상 유지하며 사는 것에 만족하여야 하는 수준일 뿐이다. 이러한 단계에서 할 수 있는 것은 질환과 자신의 삶을 잘 관리하는 것이다.

마음과 달리 얼른 낫지 않는 질병에 대하여 오랜 시간에 걸쳐 잘 관리해 나간다는 것은 정신적으로 많은 에너지를 소진시키는 일이다. 수술이라도 하여 병의 부위를 바로 떼 내어 버리고 나서 잊고 살 수 있다면 얼마나 좋겠는가? 그렇지만 현실은 바라는 것과는 크게 다르다. 치료에 한계가 있는 이러한 질환을 대처하는 데는 늘 병에 대한 환자의 태도가 중요하다. 이는 그 사람이 평소에 어떤 어려움에 부닥쳤을 때의 대응 태도와 유사하며, 또한 그 사람 인격의 됨됨이와 성숙도에 따라 매우 다르기 마련이다.

병에 대한 태도는 투병하는 동안 그 사람의 삶에 또다시 큰 영향을 미친다. 즉 병만이 그의 삶에 영향을 미치는 모든 것이 아니라, 자신의 병에 대한 태도가 또한 스스로의 삶과 인생에 지대한 영향을 미친다는 뜻이다. 투병의 과정 동안 이 태도라고 하는 것이 아직은 분명하게 알려지지 않는 기전으로 질병의 경과와 결과에 영향을 미친다는 것을 의사들은 자주 경험한다. 즉 조직 검사로는 예후가 매우 나쁠 것으로 예상하였으나 의외로 경과가 무척 좋다든가, 비교적 좋으리라고 예상한 환자가 이내 손쓸 수 없는 상태에 빠진다든가 하는 경우들이 있다.

이는 단지 신체의 병적 소견이 질병의 예후 등 모든 것을 결정하지는 않는다는 것을 의미한다. 신체적 현상만이 아닌 다른 무엇이 우리의 몸의 작용에 관여한다고 할 수 있다. 이는 물리화학적이나 생물학적인 것이 아닌 흔히 마음, 정신, 영혼이라고 하는 정서적 심리적 사회적 영적이란 무엇이 아니겠는가?

회복이 어렵다는 선고를 받았다고 아무것도 하지 않는 말기 암 환자는 없다. 희망이라도 가지려고 여러 가지 방법을 찾는 것이 인간의 마음이다. 그리고 그 희망이 있는 한 투병의 과정은 의미가 있고, 때로는 놀라운 효과를 나타내기도 한다.

8년째 술을 끊고 있는 김OO씨가 모임에서 재발한 젊은 알코올중독자에게 권하는 말이다. "모임에 나오면 희망을 발견하게 됩니다. 모임에 나와 희망을 찾으십시오." 아무것도 분명하지 않은 암울한 단주 초기에. 처음 3년간 희망을 찾아 매주 모임에 참석하여 단주를 안정적으로 이룬 경험에서 우러난 말이었다. 알코올에 의지하여 살아온 사람들은 수도 없이 술을 끊는데 실패하였을 뿐만 아니라, 인생의 다른 여러 면에서도 실수와 실패를 거듭한 사람들이다. 이들에게 가장 절실한 것은 그렇다고 해서 포기하는 것이 아니라는 것이다. 필요한 것은 다른 어느 것보다 희망이다.

7장
자신에 대하여

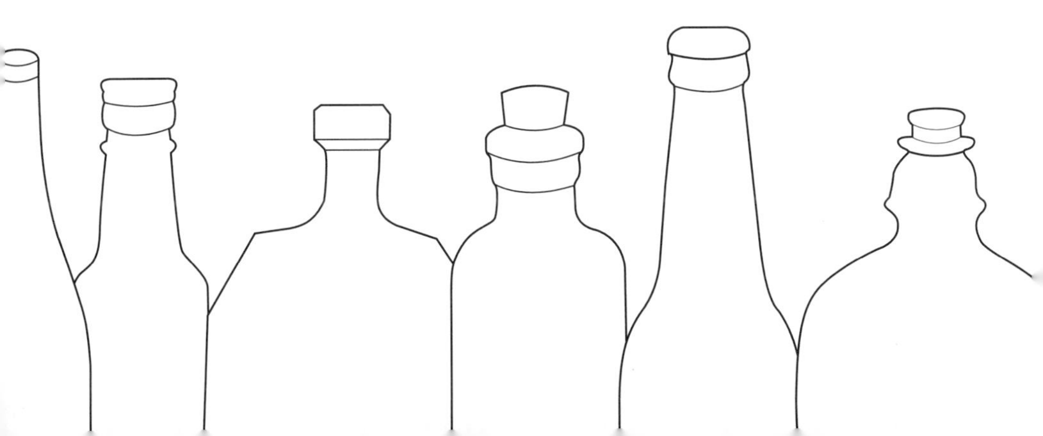

“내 표정이 그렇게 일그러져 있다는 것을
아는 데 3년이 걸렸어요.”

“자신을 아는 것이 너무나 어려워요, 이제 와서 생각해 보니, 술을 끊고 서너 해가 지나도록 나를 잘 몰랐던 것 같아요.” 약 5, 6년째 단주를 통해 모든 생활이 퍽 규범적으로 바뀐 김OO씨가 단주 모임에서 한 말이었다. 그러면서 더 구체적으로 설명하기를 “내 얼굴이 어떻다는 것을 나는 전혀 몰랐어요. 내 표정이 그렇데 일그러져 있다는 것을 아는 데 3년이 걸렸어요, 내가 말할 때마다 고함지르듯 큰소리를 지른다는 것을 아는데도 몇 년씩 걸렸어요.” 라고 하였다.

단주를 시작한 초기의 알코올중독자는 실제로 누가 보더라도 얼굴이 굳어있고 자세가 경직해 있으며 목소리까지 긴장하여 있다. 정작 본인만이 모를 따름이다. 객관적으로 측정하여 금방 알아볼 수 있는 자신의 물리적 모습도 알아차리기 어려운데, 하물며 감정이나 사고 같은 정신적 측면이나 가치관이나 인생관과 같은 관점과 인간관계에서의 순간순간의 반응 같은 추상적 행동에 대하여 제대로 알기란 더더욱 어려운 노릇이다.

실제로 이 당시에는 사고에 왜곡이 많고, 논리의 전개에도 무리가 많다. 감정도 기복이 심하고 극단적이어서 온건하지 못하다. 사람들과의 대화나 인간관계도 나와 너의 균형이 맞지 않는다. 매사에 일 처리도 모두 억지스럽고 원만하지 못하다. 그렇지만 정작 본인은 자신이 그렇다는 사실을 인식하지 못한 채, 막무가내로 독선적으로 나서려고 하므로 옆에서 지켜보는 사람은 항상 불안하기만 하다.

그러면서도 언제나처럼 상대방과 상대방의 반응을 알아차리려고 온 정신을 쏟는다. 조그마한 눈치나 표정이나 태도의 변화에 민감하게 반응한다. 모든 주의력과 관심을 늘 외부의 대상에게 집중하여 살아온 습관 때문이리라. 소위 상대를 알고 적을 알아야 피해를 당하지 않는다는 고정관념이다. 그런데도 결국 상대를 제대로 파악하고 이해하지 못하는 수가 많다. 균형적 시각으로 보지 못하기 때문이다.

자신을 잘 아는 것이 상대를 파악하는 것보다 더 중요하다. 여러 번 술 문제로 입원한 어느 건축업자는 사업주나 담당자나 지역의 말발이 센 사람을 많이 알아 큰 공사를 잘 따내지만, 결국에는 번번이 실패하였다. 술을 끊고 상당한 시간이 지나서야 정작 자신과 자신의 능력의 범위에 대하여서는 너무나 몰랐다고 자인하였다. 그 능력이란 것이 단지 기술이나 업무 능력, 또는 사회적 능력만이 아니라는 뜻이다. 그보다 더 중요한 것이 자신의 정서적 심리적 능력이더라는 것이다. 그리고 자신이 이 부분에서 너무나 미숙하였었다고 인정하였다. 자신에 대하여 제대로 알고 자신에게 합당한 목표를 세우고, 이에 합당한 상대나 일을 선택하여 처리해 간다면 결코 무리가 없을 것이다. 그리고 자신이나 상대방이나 모두 서로 만족할 수 있었을 것이다. 그들의 삶이 결국 패배하고 실패하는 것은 상대를 잘 몰랐기 때문보다는 자신을 잘 몰랐기 때문이 아니겠는가?

개인이 가장 소중하다

인류 역사상 오늘날처럼 인간 한 개인 개인이 이렇게 소중한 적은 없었다. 지난날에도 상투적으로 사람이 가장 귀하다고 하였지만, 생명이 중요하다는 것을 넘어 한 개인 개인의 마음과 뜻이 더없이 소중하다는 의식이 예전에는 없었다.

아직도 다수를 위해서라면 한 개인의 희생쯤은 어쩔 수 없다고 여기고, 그래서 어느 한 개인 인간을 너무 쉽게 무시하고 짓밟는 수가 있다. 그렇지만 인간을 상대로 하는 한, 숫자의 많고 적음으로 간단히 판단할 일은 아니다. 때로는 수많은 대중들만큼이나 한 개인도 소중하다. 다수를 위한다고 해서 어느 한 개인을 희생시켜서는 안 되는 것이 문명사회이다.

단지 효율성만을 따져 개인을 묵살하고 짓밟는다면 문명사회라고 할 수 없다. 인간이 사는 데에서는 밀림의 법칙과 달리 언제

어디서나 아기를 보호하고, 노인을 모시고, 병자에게 의무를 면제하고, 불구자나 장애인을 위해서 자원을 투입한다. 이는 그들의 쓸모를 생각하고 그들의 숫자가 많아서가 아니다. 모름지기 한 사회의 문명화 척도는 효율과 성과와는 관계없이 약자를 얼마나 보호하려고 애쓰는가에 딸린 것이 아니겠는가?

전제 왕조에서나 전체주의적 국가에서 한 개인은 별로 중요하지 않다. 지난날 국가를 위한다고 전장에 내몰린 수많은 백성들은 단지 위정자의 야심을 충족하고 자존심을 지키느라 시작한 전쟁의 도구에 불과하였다. 집단주의적 사고는 신분에 따른 계급 제도를 만들었고, 이런 사회에서 우리의 조상들의 삶은 노예와 다를 바가 없었다.

과거의 운동선수들이 그러하였다. 운동이라면 으레 단결심과 팀워크를 제일로 쳤다. 한 개인이 아무리 뛰어나도, 개성이 강하고 돌출적이면 용납하지 않았다. 똑같이 머리를 짧게 자르고 장기간 모아놓고 합숙을 시켜 모든 선수들을 똑같이 훈련시켰다. 오늘날의 프로 스포츠 제도에서는 각 개인들이 스스로 자기를 내세워 자기를 관리하고 개발한다. 그래야만 살아남는다. 한 사람이라도 특출해야 그 팀이 더 빛을 보고 그 분야의 스포츠가 더 각광을 받는다. 뛰어난 한 개인이 중요하다. 이제 그들은 운동 기술을 뛰어넘어 헤어스타일이나 제스추어나 장신구 등으로 각자의 독특한 개성을 마음껏 드러낸다. 그래서 지난날 운동선수라 하면 조금은 부정적으로 인식하였으나, 오늘날에는 프로 선수들이 인생의 성공 롤 모델로 바뀌었다.

우리 문화는 집단주의적이다. 대가족주의를 비롯하여 학벌과 학파주의, 지역주의, 민족주의, 국가주의가 강하다. 그래서 자기 개인보다는 남들을 더 많이 의식하고, 남들에게 자신이 어떻게 보여지는가에 관심을 많이 쏟는다. 그러다 보니 무슨 일이건 자신의 뜻이나 마음과 상관없이, 집안, 지역, 출신 학교, 직업, 종파, 등 집단의 의견을 맹목적으로 따른다.

일반적으로 사회주의 국가들에서 음주율이 높다. 개인보다는 집단을 강조하는 문화적 배경과 과음 사이에 연관이 있는 것은 아닐까? 이유가 무엇이든 자신의 뜻과 마음을 억제하고 부정하는 것은 고통스러운데, 바로 이런 고통에 시달릴 때 술만 한 것이 없다. 다음날 바로 후회할지언정, 술에 취하면 너무나 자연스럽게 자기를 잊고 기만하고 속일 수 있어 그 순간을 수월하게 넘길 수 있기 때문이다. 우리나라 사람들이 과음하는 이유도 집단 우선의 사회적 분위기 속에서 자기를 잊고 버리게 하는 데에 술이 퍽 효과적이기 때문은 아닐까?

나는 누구인가?

알코올중독으로부터 회복은 어렵다, 나아가서는 불가능하다는 이야기도 자주 듣는다. 그럼에도 불구하고 사람들은 환자 본인이건 보호자이건 정작 회복을 위한 구체적인 투자와 투입은 미미하거나 거의 없는 수가 많다. 막연히 '노력하겠다.', '최선을 다 하겠다.'고 할 뿐, 구체적인 행동으로 실천이 부족하다.

그렇다면 단주를 위하여 무엇을 어떻게 해야 하는가? 이 질문에 대하여서 한가지로 간단히 대답할 수는 없다. 그렇지만 그 대답을 찾기 위하여 기본적으로 확인하여야 할 전제 질문이 있다. 그것은 바로 스스로에게 "나는 누구인가?"라고 질문해 보는 것이다.

이 질문에 대하여 가장 먼저 나오는 대답이 "나는 3대 독자인 우리 아버지의 큰아들이다.", "나는 식구가 많은 없는 집안의 가장이다.", "나는 아직 돌보아 주어야 할 어린 3남매의 엄마이다."라거나, "나는 수천 평 농사에다 소를 몇십 마리 기르는 농부이다.", "나는 회사에서 하루도 없어서는 안 되는 경리과장이다."라는 식이라면 무언가 문제가 있다.

암이나 중풍에 걸린 사람, 에이즈에 걸린 사람, 또는 장기를 이식하여야 할 처지에 놓인 사람들에게 위와 같은 질문을 하였을 때도 똑같은 대답이 나올까? 아마도 그들은 하나같이 맨 먼저 자신이 앓고 있는 질환의 환자로 자신을 인식할 것이 틀림없다. 즉 "나는 OO암에 걸린 환자입니다."라고 대답하지, 결코 다른 신분으로 자신을 설명하지 않는다는 뜻이다.

그러므로 그러한 환자들은 매 순간순간을 자신이 앓고 있는 질환에 합당한 태도로 그에 따라 행동하고 살아간다. 주어진 상황이 어떠하든 이에 따라 지난날과는 완전히 다른 처신으로 새로이 조율하여 사는 것이 당연하다. 그렇다면 지난날처럼 큰아들로서, 가장으로서, 아버지 어머니로서, 직업인으로서 해야 할 일들을 처리하는 것을 우선으로 삼지 않는다. 자기 역할을 제대로 하지 못한다고 스스로를 책망하고 비난하지도 않는다. 이제는 지난날과는 퍽 다른 새로운 신분, 즉 중병의 환자로서의 역할에 더 충실하려고 한다. 그것은 병으로부터 나오려고 하는 일이다. 그렇게 함에 따라 매우 고치기 어려운 병이라지만 회복하고 낫는 사람도 분명히 생겨날 수 있다.

알코올중독이라는 병이 얼마나 심각한 병인가? 암, 중풍, 에이즈, 장기 이식이 필요한 질환에 못지않은, 아니 그 합병증과 주위에 끼치는 파괴적 영향력을 생각하면 오히려 훨씬 더 심각한 질환이 아닌가? 신체적 건강 상실의 문제보다 훨씬 더 큰 후유증을 일으키는 것이 알코올중독이다.

알코올중독으로부터 회복하자면 이제부터는 새로운 신분으로 지금까지와는 퍽 다르게 살 것을 요구한다. 이중에 가장 먼저가 중환자로서의 생활이다. 위중한 환자로서 이 질환에 합당한 새로운 태도와 역할이 무엇보다 필요하다. 설령 신체적으로는 아직 심각한 정도가 아닐지라도, 마음과 정신과 감각이 제대로 기능하지 못하면 단지 몸뚱이만이 문제인 다른 어느 질환보다도 훨씬 더 심각한 상태라는 사실을 기억해야 한다.

단주 기간과 자기 인식의 변화

얼마간 단주를 했다고 하루아침에 한 사람의 모든 면이 변하지는 않는다. 그러나 성공적으로 오래 단주를 하면 여러 가지 점에서 변화가 온다. 자신에 대한 인식이 획기적으로 바뀌는 것도 이 중에 하나이다.

과음을 오래 해온 사람들은 매사를 자신을 중심으로 당장 눈앞에 보이는 것만을 전부라고 믿고, 이를 바탕으로 판단하고 결정하는 자기 독단성이 강하다. 따라서 단주를 오래 하여 이러한 경향이 없어지기 전까지는, 타인의 경험을 경청, 공감, 비교, 타협한다거나 이해하는 능력이 매우 제한적이어서, 남의 의견을 잘 받아들이지 않는 수가 많다. 단주한 지 3년쯤 된 최○○씨도 마찬가지였다. 퇴원한 직후에 그는 자신의 의지로 얼마든지 단주를 할 수 있다며 단주 모임 참석도 극력 거부하였다.

다행스러운 점은 부인이 대신 진료를 꾸준히 받고 가족집단모임에 규칙적으로 참석하였다는 점이다. 기본적으로 인간을 믿고 인간의 속성을 이해하는 부인인지라, 질병으로서의 술 문제와 술병을 앓는 환자인 남편을 적절하게 도와줌에 따라 평생 처음으로 단주한 지 거의 1년이란 시간이 되었다. 그 후로 자연스럽게 최OO씨도 언제부터인가 집단모임에 자발적으로 참가하기 시작하였다.

처음에 그는 혼자 주로 명상을 통하여 마음을 안정시키고 단주를 하였다고 한다. 그는 모든 번뇌나 갈등도 명상만으로 해결할 수 있으리라 믿었다. 그랬기 때문에 다른 사람들의 경험을 귀 기울여 듣지 않고 자기 경험만을 완강하게 고집하였다. 그런 중에 기분이 좋아지고 의욕이 넘쳐 일을 벌였다. 유산으로 받은 토지를 이용해 택지로 분양하겠다고 측량을 하고, 건축 사업을 하겠다고 가게를 매입하려고 하였는데, 이내 그것이 경솔한 판단이었다는 것으로 드러났고 또다시 손해를 입었을 뿐이었다. 그 사이사이에는 우울에 빠져 몇날 며칠 씻지도 않고 전혀 바깥에 나가지 않고 집안에서만 칩거하였다.

이렇게 반전을 거듭하고 기복도 있었지만 꾸준히 진료를 받아 최악의 상태에는 빠지지 않고, 집단 모임에 참석하며 단주를 관리하여 이제 3년째 이른 것이다. 이제 그는 모임에서 상대방과 조율을 하여 적절한 목소리 크기와 태도로 자신의 의견을 조리 있게 전달할 수 있게 되었다. 그리고 그 내용도 지난날처럼 추상적인 논리나 명상과 같은 내용보다는, 상대가 꺼낸 주제에 맞추어 자신의 현재의 처지와 마음을 소개하는 말을 자연스럽게 털어놓을 수 있다.

어느 날 모임에서 그는 "나는 우리 집사람이 스트레스를 받아 병이라도 나서 나보다 먼저 죽으면 혼자 살 수가 없을 것 같다. 그것이 두려워 집 사람에게 스트레스를 주지 않으려고 애쓴다. 솔직히 나 혼자로서는 이 세상의 생존경쟁을 겪어내고, 애들과 집안을 건사하는데 너무나 미약하다는 것을 이제야 알았다."라고 말하였다. 이 말을 듣고 단주 동료들은 모두 고개를 끄덕였다. 아직 퍽 자기중심적인 사고의 경향이기도 하지만, 적어도 이제는 자신의 진면목을 조금은 인식하고 이에 합당한 마음가짐을 나타낸 것이라고 할 수 있다. 정말로 단주를 제대로 하자면 새롭게 자기를 인식할 수 있어야 하고, 또한 이러한 변화를 이루기 위해서는 일단 단주가 길어져야 한다. 그래야만 술만 끊는 것에 그치지 않고 만족하고 행복한 삶까지를 되찾을 수 있다.

단주와 흉내 내기

중독 행동을 흔히 학습이론으로 설명하는데 이는 매우 타당하다. 모방이라든가 강화라는 개념이 바로 그것들이다. 모방은 익히 알듯이 흉내 내기라는 뜻이고, 강화(强化)란 모든 행동은 이에 따른 긍정적 반응에 의해 그 행동이 더욱 증가한다는 뜻이다. 그래서 칭찬이나 인정 등 쾌감을 일으키는 반응에 의하여 그 행동은 더 증가하기 마련이다. 동물에게 새로운 행동을 훈련시킬 때에, 매 동작을 수행하고 나면 바로 먹이를 준다거나 머리를 쓸어 주는 것이 바로 그것이다. 때로는 불쾌함이나 불편을 없애는 것으로도 행동이 강화된다(부적 강화). 예를 들어 늘 불안하다면 알코올은 불안을 없애거나 완화시키므로, 이에 따라 음주 행동이 증가한다.

모든 학습의 기초는 흉내 내기, 즉 모방이다. 어렸을 때는 나이 든 형을 내내 뒤따라 쫓아다니며 본을 받고, 사춘기 때는 시를 쓴다고, 그림을 그린다고, 노래를 부른다고 하면서 유명한 시인 예술가들을 흉내부터 내지 않는가? 나이가 들어 이제는 자신만의 고유한 특성이라고 하는 것까지도, 아마 처음에는 남의 흉내를 내다가 언제인가부터는 자기 것이 된 것이리라. 흉내 내기는 특히 지식이나 이성적 능력과 같은 것보다는, 삶에 대한 태도를 비롯한 행동거지나 생활 습관과 같은 실행적인 측면에서 더욱 유효하다.

음주 습관이 그러하고, 알코올중독으로 살아가는 것도 마찬가지이다. 주위의 세상 사람들이 자주 그리고 많이 음주하는 세태를 본 따르다가 어느덧 비슷하게 되어 버린 것은 아닌가? 이런 의미에서 술 마시는 사람들이 전혀 없는 집안이나 음주를 금기로 여기는 이슬람 문화권에서는 알코올중독자가 생겨나기는 드문 일일 수밖에 없다.

알코올중독으로 되는 것과 마찬가지로 알코올중독으로부터의 회복도 마찬가지이다. 학습이론에 따라 술을 끊자면 단주 생활을 흉내 내는 것부터 시작해야 할 것이다. 술을 끊겠다고 하면서도 술자리에 결코 빠지지 않고 내내 술친구들을 따라다니고 어울린다면 단주는 어렵다. 술을 마시지 않는 사람들과 자주 어울려 본을 받고 술 없이 살아가는 것을 흉내 내야 한다. 가장 효과적으로는 지난날 비슷하게 과음의 문제를 겪다가 이제는 오랜 세월 동안 단주를 해낸 선배들을 따라 본받을 필요가 있다. 그들이 하는 말을 왜곡하여 듣고 비판하려 들지 말고, 그대로 받아들여 하라는 대로 실행해 볼 일이다. 그런데 실제에서는 단주를 하겠다면서도 이를 이내 받아들이는 사람의 숫자는 매우 적어 안타깝다.

알코올에 의존하여 사는 사람들이 지나치게 남을 의식한다는 것은 그에게 마음을 놓을 수 없다는 뜻이기도 하다. 어린 시절에 부모를 믿고 마음을 탁 놓고 살 수 있었던 환경이 아니었던 수가 많기 때문일 것이다. 그러므로 남이 권한다고 바로 따르기 어렵다. 언제나 나름대로 다시 생각해 보고, 평가해서 판단하고, 자신의 논리에 합당하여야 받아드리겠다는 것이다. 본인에게 이해되어야만 받아드리겠다면, 무조건 따라 하기란 불가능하다. 그래서 회복이 더디고 시행착오가 많다. 단주의 선배들은 이제 막 시작하는 사람들에게 늘 이렇게 권한다. "처음에는 제발 알려고 하지 말고 그냥 따라 하세요, 그냥 업혀 가세요. 그것이 가장 쉬운 길이에요."

무엇이 나인가?

'나는 누구인가?', '나는 무엇인가?', 나아가 '무엇이 나인가?' 사람들은 누구나 자신이 어느 누구보다 자신을 잘 안다고 자부하지만, 정작 갑자기 이렇게 질문을 하면 선뜻 정확하게 대답하는 사람은 드물 것이다. 특히 오랫동안 알코올에 의지하여 자신을 잊고 살아온 사람이라면.

단정하게 찍은 증명사진이나 자신과 관련한 각종 정보가 실린 주민등록증이 바로 자신일 수는 없듯이, 자신의 집안, 학력, 지식, 직업, 재산, 친구나 지인 따위가 바로 자신은 아니다. 이 문제와 관련하여 흔히 겪는 시행착오는 자신이라는 것과 자신을 수식하거나 또는 포장하는 그 무엇을 구분하지 않고 혼동한다는 데에 있다는 것이다. 그러다 보니 때로는 진정한 자신을 아예 모르는 채 자신의 껍데기만을 갖고 자신의 모든 것이라고 잘못 알고 살아가는 수도 있다.

그러므로 자신을 말한다면서 내내 하는 이야기가 온통 자신이 아닌 다른 무언가에 대한 이야기인 수가 너무 많다. 겉으로 드러나는 자신의 신체적 외모나 외양, 어떠한 의도 때문에 행하고 있는 사회적 역할, 자신과 결부된 타인이나 상황에 대한 묘사에 급급한 수가 많다. 자신의 집안이며, 친구며, 직장이며, 상사며, 거래의 상대방에 대한 언급으로 모든 시간을 보내 버린다. 다른 이야기 말고 본인 자신의 이야기를 해 주도록 요청하면, 또다시 자신이 겪고 있거나 겪었던 상황에 대하여 지나치게 세밀한 묘사로 때우고 넘겨 버린다.

무엇이 진정한 나인가? 나의 정체는 무엇인가? 진정한 나는 육체적 외모나 사회적 신분을 초월하며 시간을 두고도 변하지 않고 자신의 내부로부터 통합하여 응집한 경험들이다. 사람은 태어나서 죽을 때까지 환경과의 관계 속에서 새로운 경험을 거듭하므로 생각이나 행위가 시간이 지남에 따라 변화되는데도 불구하고 현재의 자기는 언제나 같은 자기이며, 이는 미래에까지 이어져 통합성을 갖는 것이 자신이다. 그러므로 진정한 자신은 순간마다 느끼는 자신만의 느낌의 경험이 바로 자신이 아니겠는가? 그래서 자신을 이야기하라는 것은 매 순간 자신의 마음으로부터 느끼는 바를 바로바로 솔직하게 표현하라는 것이다.

자신의 일이나 상황이 아무리 중요하다 해도 이 모든 것은 결코 자신일 수가 없다. 아무리 중요하다 해도 자신의 지식이나 이성적 판단은 이미 세상과 남들이 만들어 놓은 것일뿐더러, 이는 시간이 지나면서 그 기준이 달라지기 마련이다. 결코 바뀌지 않는 자기 자신은 아니다. 싫고 좋고 간에 아무런 이해를 계산하지 않고 그 순간순간을 느끼는 그 주체, 바로 나의 마음과 감정만이 누가 무어라 해도 자신이 아니겠는가?

나 자신을 위하여 단주를 하겠다고 하면서도 정작 자신을 너무나 모르고 있으니 그가 시도하는 단주가 오래 지속하기가 어려운 노릇이다.

물질이 자신보다 더 중요한 사람

일용직원을 데리고 간단한 공사 일을 직업으로 살아가는, 알코올중독으로 회복 중인 양OO씨가 의문을 제기하였다. 어느 가정집의 하수도 일을 맡았는데 문제는 하수도가 아니고 정화조를 오랫동안 청소하지 않아 막힌 때문이라는 것을 발견한 것이다. 수년씩 막혀 전면적으로 정화조를 치우고 고쳐야 했기에 공사가 커졌다고 한다. 문제는 그때부터이었다. 쌓인 오물을 일일이 퍼내야 일을 할 수 있기 때문에, 사람을 부려야 하는데 모두들 하지 않겠다는 것이었다. 일당을 더 많이 준다고 하여도 하겠다는 사람이 없어, 결국 본인이 직접 들어가 치워야 했다고 한다.

결국 옷이며 얼굴에 오물이 튀기도 하였지만, 일당도 후하게 받은 터라 별로 불만 없이 무사히 일을 끝냈는데, 예전과는 달리 계속하여 의문이 들더라는 것이다. "왜 다른 사람들은 일당도 더 많이 준다는데도, 와서 보고는 안 하겠다고 그냥 가버리는가? 그까짓 것 다시 씻으면 멀쩡하여 아무렇지도 않은데……." 지난날 같으면 의문의 여지도 없이, "저것들이 정말 배가 고파 보지 않아서 그렇다.", "요즘 것들은 쥐뿔도 없는 것들이 힘든 일은 하지 않으려고 한다."며 혀를 차고 매우 못마땅해하고 욕이나 해대었을 텐데, 술을 끊으니까 그런지 자꾸 의문이 들었다며 이야기를 풀어놓았다.

그의 이 의문에 단주를 이제 갓 시작한 비슷한 연배의 동료는 과격한 목소리로 "요즘 젊은 것들은 힘든 일은 돈을 아무리 많이 줘도 절대 안 한다, 정신 상태가 글러 먹었다."며 세태를 못마땅해하였다. 이 답변은 양○○씨 자신 또한 지난날의 전형적인 반응이었기에 그의 궁금증은 여전히 풀리지 않았다.

싫다면서 일을 하지 않겠다는 사람들에게는 나름대로 여러 가지 이유가 있겠지만, 아마도 그 무엇보다 자신을 더 중요하게 여기기 때문일 수도 있다. 돈을 아무리 많이 준다고 해도 만족감보다는 혐오감이 더 크다면 얼마든지 일을 거부할 수도 있다. 바로 그 일을 하지 않는다고 굶어 죽는 것이 아닌 한, 보수가 더 적더라도 자신의 마음에 드는 일을 하려는 것은 당연하다. 사람들이 일을 하는 근본 목적은 무엇보다 자신을 위하고자 함이므로 자기 만족감이 그만큼 중요한 것이다.

문제는 남들은 모두 싫어하는데도 불구하고, 돈을 많이 준다고 하니까 싫은 느낌을 느끼지 못하고 전혀 거리낌이 없이 기꺼이 험한 일을 한다는 양○○씨가 아닐까? 알코올의존자들은 자기를 존중하기보다는 함부로 대하고, 대신에 물질이나 남들의 평가에 훨씬 더 높은 가치를 부여한다. 자신의 마음이 어떠하든 이는 별로 중요하지 않다고 여기고 개의치 않는다. 설령 마음에 약간 걸린다 해도 억지로 참아버리면 된다고 여긴다. 자기 자신과 물질에 부여하는 가치의 차이가 그가 궂은일에도 아무렇지도 않게 달려들게 한 것이 아니겠는가? 그렇지만 두고두고 살아가는데 정말로 문제는 물질보다는 자신의 마음의 만족감이라는 것을 꼭 알아야 하겠다.

얼핏 이타적이라는 것

이제 단주가 약 9개월째 된 강OO씨의 부인이 또 얼굴을 붉히며 속상해하였다. 강OO씨가 또 부인 몰래 냉장고에 넣어둔 음식을 이웃 할머니에게 갖다 준 모양이다. 벌써 몇 번째 똑같은 일이 벌어진 것이다. 얼마 전에는 어떤 보험 모집인 사정이 딱하다고 부담이 큰 보험에 들어 주더니, 지난주에는 단주에 실패하고 재입원한 동료가 안 됐다고 병원 직원들이 금하는데도 몰래 담배를 넣어주었다는 소식을 전해 들은 터라, 더 기가 막히고 답답한 모양이다. 그가 관계하는 사람들은 왜 항상 딱한 사람들뿐인가?

그러나 정작 강OO씨는 "어차피 남을 음식, 나중에 썩어 버리니 불쌍한 이웃에 갖다 주는 것이 무엇이 문제가 되느냐?", "술 마시는 데 썼을 돈을 쓰지 않고 장래를 위해 보험을 들었는데 무슨 문제냐?", "입원하여 고생하는데, 괴로울 때 담배라도 한 대 피우면 견디기가 훨씬 수월할 것 아니냐?"라고 자신의 행위를 합리화할 뿐, 부인이 화가 난 이유를 전혀 헤아리지 못하였다. 오히려 여자들은 소갈머리가 좁아 이해심이 부족하다고 부인을 넌지시 비난하였다. 그러면서 이러한 사건들의 과정을 소상하게 묘사하는 것이 마치 자신의 선행을 스스로 자랑스럽게 여기는 같기도 하고, 그 얘기를 들은 모든 사람들이 으레 자기 입장에 공감할 것으로 여기는 것 같았다.

모임에 참석한 사람들의 평가는 둘로 나뉘었다. 단주가 얼마 안 된 사람들은 "강○○씨가 유난히 인정이 많아서 그런 것인데, 그의 부인이 너무 자기만 알고 강○○씨의 마음을 몰라주는 것 같다."며 그에게 동조적이었다. 반면에, 단주가 꽤 오래된 사람들은 의견이 달랐다. 약 5년 이상 단주한 임○○씨는 "나도 예전에 그랬었는데 이제는 그렇게 행동하지 않는다."며 최근에 친구가 부탁한 금전 융통을 거절한 이야기를 예로 들었다. "그 친구가 지금은 형편이 어려우니 나에게 서운해할 수도 있겠지만, 언젠가는 이해하고 옛날같이 좋은 사이가 될 것이다. 혹 이해 못 한다면 할 수 없고……."라며, "내가 술을 끊고 이제 겨우 살아났는데 거기에다 신경 쓰고 말고 할 형편이 아니니다. 그래서 힘들게 거절했다."라고 하였다. 이어서 "내가 못 하더라도 다른 누구한테 부탁하여 어떻게든 해결하고, 어떻게든 살아갈 것이다."라고 말을 맺었다. 단주가 오래된 대다수의 사람들은 모두 이 말에 크게 공감하였다. 그렇지만 강○○씨는 여전히 의아스러운 표정이었다.

유별나게 자기보다 어려운 사람을 도우려 하고 힘든 일을 나서서 맡으려는 것은 무엇 때문일까? 자신의 현재의 처지가 한 푼 어치의 여유도 없고 상대방 또한 특별나게 가깝지 않음에도 불구하고, 자신이 가진 모두를 바쳐 구원하려 하는 것은 그들이 내세우듯이 단지 도덕적으로 옳고 윤리적으로 바른 행동이기 때문인가?

무엇보다 이는 최악의 위기에 빠져 있는 가련한 처지의 자신을 상대와 동일시하기 때문일지 모른다. 겉으로는 자신만만하고 큰소리를 치지만 사실 속으로는 자신을 가장 무력하고 가련한 처지의 사람으로 인식한다. 그리고 무의식적으로 주위 사람들 나아가서는 세상이 그러한 자신을 이해하고 구원해 주기를 기대한다. 자신이 원하는 바 그 방식대로 상대방을 챙기려 하는 것이 강OO씨의 전형적인 대인관계 방식이 된다. 이러한 행동에 숨겨져 있는 자신의 동기와 감정을 외면한 채, 상대방 위주로 이성과 도덕과 윤리로만 설명하려 하므로 자신과 자신의 행동에 대하여서는 깊이 이해하지 못하게 된다. 그래서 그는 늘 주위의 딱한 사람들을 알아차리고 챙기려 하는 데는 남들보다 너무나 익숙하다.

단주를 잘 유지하자면, 익숙한 자신의 행동방식을 긍정적으로 해석하고 합리화하며 아무런 의문 없이 반복하는 것을 일단 보류하고 깊이 생각해 볼 필요가 있다. 그러자면 당연한 것만 같은 자신의 선택, 결정, 판단과 그 바탕이 되는 가치관, 인생관, 세계관에 대하여 의문을 갖고 숙고해 보아야 한다. 그러기 위하여서는 겸손이라는 마음가짐이 꼭 선행하여야 함은 두말할 필요가 없다.

이기적이라는 것

술을 끊자면 지난날의 자신의 생활신조가 어떠하든 조금은 더 자기를 챙기며 살아야 한다. 단주 생활을 잘하려면 남의 마음이나 입장보다는 내 몸과 내 마음을 먼저 살펴서 그것들의 요구에 잘 응답해야 한다. 그러다 보면 당연히 지난날보다는 남에게 조금은 소홀할 수밖에 없다는 것도 받아들여야 한다. 그리고 이를 갖고 누군가 이기적이라고 한다 해도 할 수 없는 노릇이다. 이는 도의와 윤리의 문제가 아니라, 자신의 생존과 건강에 직결하기 때문이다.

당신이 지난날 주위의 많은 사람들로부터 좋은 사람으로 인정받았다면, 이는 자신을 위하여서보다는 남들을 위하여 더 많은 노력을 쏟아 부었다는 뜻이 된다. 자신에게 소홀하고도 이 만만하지 않은 세상을 당연히 잘 살아가리라고 기대하였다면 너무나 안이

한 생각이다. 주위의 누구라도 나 자신의 삶을 대신 살아줄 수는 없는 노릇이라는 것을 이해한다면 말이다.

아는 사람 집안에 상사(喪事)가 났을 때, 예전처럼 자기 일을 제쳐놓고 몇 날 밤을 새워가며 궂은일을 도맡아 하려 한다면, 결코 단주 생활을 잘하려고 한다고 할 수 없다. 술에 절어 살아온 사람이라면, 손님 치다꺼리로 쌓인 피로와 짜증속에서 널리고 널린 술을 자제하기는 너무 어려운 일이다. 친구의 혼사에 나서서 함진아비 노릇을 맡고서도 술만큼은 절대로 마시지 않겠다고 하는 것도 너무 힘든 약속이다. 직장 회식, 동창회, 향우회, 동호회 따위의 모임에 빠짐없이 참석하여 끝까지 자리를 지키려 한다면 언젠가 음주의 유혹에 빠지는 것을 피할 수 없다. 오늘날에는 상주를 만나 문상하고 바로 돌아 나와도 큰 결례가 아니고, 함을 사고 파는데 참여하지 않고도 얼마든지 결혼을 축하할 수 있다. 모임에 빠졌다고 해서 다른 사람들의 기분을 나쁘게 하고 피해를 준 것이 결코 아니다. 누군가가 이를 두고 이기적이라고 한다 해도 할 수 없다. 내가 술을 끊자면,

사람들은 이기적이라는 말에 큰 거부감을 갖고 있다. 특히 상호의존적 관계를 더 미덕으로 여기는 우리나라의 문화에서 더욱 그러하다. 우리의 과거 문화 전통인 상부상조라는 것이 기실은 상호의존의 다른 표현이다. 이런 환경에서 적응하고 잘 살려면 마땅히 이타적이어야만 했을 것이다. 이타적이라야 주위 사람들로부터 인정, 보호, 도움을 받을 수 있었고, 그래서 이는 그 시대의 일종의 생존 전략일 수밖에 없었을 것이다. 즉 이기적 동기로 이타적이

었을 뿐이라는 이야기이다. 그러므로 이를 획일적으로 도덕적 가치의 유무로 간단히 말할 수 없다. 모든 것이 너무나 달라진 오늘날에도 단지 외양으로 이타적인 것을 가장 미덕이라고 여기고, 이기적이라면 무조건 도덕적으로 비난받을 행동거지로 치부한다면 이것이야말로 너무나 맹목적이다.

부인할 수 없는 진실은 인간은 본디 이기적이라는 사실이다. 이타적이든 이기적이든 이는 생존을 위한 한 적응 수단이다. 오죽하면 이기적 유전자라고까지 하지 않는가? 자신의 생존을 위협받는 환자가 되면 사람은 누구나 평소보다 더 이기적으로 변하는 것은 너무나 당연하다. 그런데도 굳이 무리하게 남부터 먼저 챙기려 드는 알코올중독이라는 중병에 걸린 환자들의 처신을 보면 안타까울 뿐이다.

회복한 사람의 글

내가 미처 몰랐던 솔직하지 못한 것들

임OO

단주 선배의 말에 힘입어 다시 키보드를 두드려본다.

센터에서 게시판을 훑으며 스마트 폰을 만지작거리다가 스마트 폰에 내가 다운로드해놓은 수많은 어플들을 보았다. 게임이 무어 그리 많은지…. 요즘 온라인게임은 끊었지만, 스마트 폰으로 롯데리아에서 게임했던 게 생각났다.

무서우리만큼 솔직해지기로 한 마음에서 게임을 지웠다. 아니, 새롭게 시작하는 마음으로 스마트 폰을 아예 포맷했다. 집주인 연락처가 날아가 버려 아버지께 전화해서 번호 물어보고, 원룸 집주인과 아버지 전화번호 딱 두 개만 저장했다. 내친김에 집의 컴퓨터도 어느 정도 정리했다. 온라인게임은 아니니까 하며, 자주 했던 게임들도 모두 지웠다. 가끔 다운로드 받는 사이트에서 영화를 다운받으려다, 미처 인지하지 못한 사실을 발견하고 순간 아차 했다. 그 사이트를 술친구의 아이디로 로그인하고 있었던 것이다. 미처 몰랐었다. 그냥 무의식적으로 누르고 들어갔었는데, 술친구와 완전히 끊은 줄 알았는데, 나도 모르게 항상 그 친구의 아이디로 접속하고 있었던 것이다. 소액을 결제하고 바로 내 이름으로 새로 가입하고 내 아이디로 바꿨다.

내가 솔직하지 못했던 것들이 앞으로도 계속 발견될 것이다. 그러나 지금처럼 바로바로 행동으로 옮기고 이것들이 모이면, 내가 더 자유로워지는 데 도움이 될 것이다.

요새 게시판의 예전 글들을 반추하고 읽으며, 댓글을 올리는 것에 재미 들렸다. 이 글도 단숨에 키보드를 쳤다.

고민할 것 없이 내가 지금 느낀 것을 솔직하게 쓰고 싶다.

➲ 단주가 길어져 가면서 점점 자신에게 더 솔직해져 가는 것을 느끼게 하는 글이다. 아무리 사소한 것일지라도 자기를 기만하다 보면 자기도 모르게 실수와 재발로 다가가게 된다. 실로 단주를 시작하자면 솔직함과 겸손 없이는 참 어려운 일인 듯하다.

회복한 사람의 글

하얀 고무신

이○○

아주 오래전 내 나이 13살 때 여름날 비가 많아 오던 날,

나일론 런닝 팬티 바람으로 나는 엄마한테 죽을 만큼 맞았다.

집을 도망 나갔다고, 멀리 있는 아버지한테 가서 고자질했다고,

비가 와서 몸에 달라붙은 옷은 더 아팠다.

비는 아주 세게 내렸다.

엄마가 바람난 거 같다고 고자질했다고, 하얀 고무신으로 자꾸만 때렸다.

이틀을 기차타고 멀리까지 가서 일렀다고,

머리고 얼굴이고 등이고 가슴이고 마구마구 때렸다.

친자식도 아닌 놈을 공들여 키웠는데 억울하다고,

하얀 고무신 두 개로 죽으라고 때렸다.

아무도 말려주지도 않았다. 형도 친동생도 배다른 동생도 울고

만 있었다.

배다른 고모만 조금 말렸다.

비는 밤새 내렸다.

이젠 아프지도 않고 울음도 목이 쉬었다.

엄마도 목이 쉬고 지치고 울었다.

나는 처음부터 도망치지 않았다.

엄마보다 빠르지만, 나도 고자질한 것은 잘못했다고 생각해서 도망치지 않았다.

친엄마는 아니지만 엄마를 많이 좋아해서 미안했다.

정말 미안해서 맞았다.

내 잘못도 있으니까 그냥 맞았다.

엄마 속이 시원해졌으면 좋겠다.

온몸에 든 피멍이 옷에 검게 물들어도 자꾸만 때렸다.

죽었나 보다.

언젠지 몰라도 눈을 떴다.

다행이다 살아 있었구나.

하얀 고무신은 밉다.

➲ 어린 시절의 가슴 아픈 사연이 50이 훨씬 넘은 지금까지 뇌리에 박혀 있었나 보다. 언제 어디에서 이런 마음을 풀어헤쳐 본 적이 있었을까? 항상 남보다 앞서고 이겨야만 살 수 있다고 숨 막히게 살아왔는데….

몇 년 동안 내외가 함께 장거리 운전을 하며 꾸준히 참석하더니 이제는 자신의 진실을 찾아 안정적으로 단주 생활을 즐기고 계신다 한다.

8장
가족에 대하여

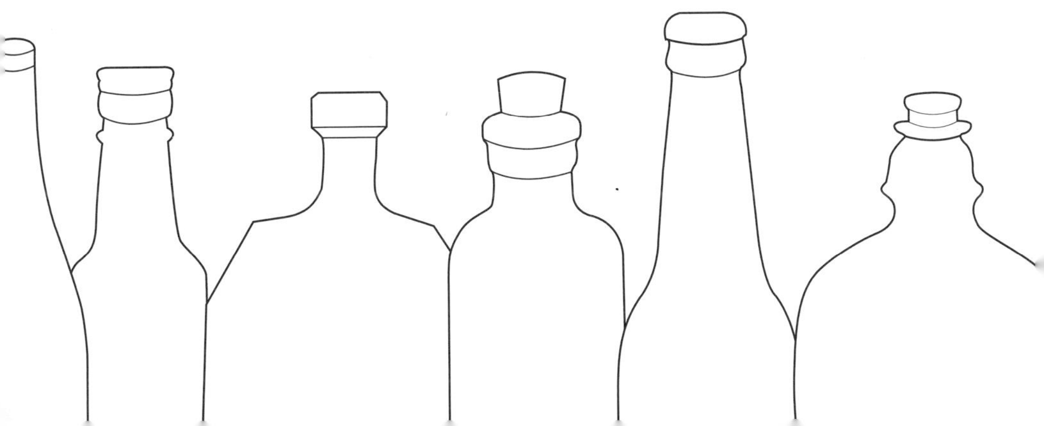

남을 돕는데 중독이 된 사람들

남을 도와주려고만 하는 사람들이 있다. 늘 시선이 남들에게 가 있어서 상대방이 어떤 상황에 놓여 있는지를 금방금방 알아차리고, 혹시 그 사람이 어려움에 빠졌다면 그 곤란을 곧바로 해결해 주려고 최선을 다하는 사람들이 그들이다. 상대방에게 술값이 없을까 봐, 귀가하는 데 택시비가 없을까 봐, 집안에 큰일이 생겼는데 도와줄 사람이 없을까 봐, 언제나 남들의 어려움을 해결해주려고 준비하고 있는 해결사들이다. 그러니 남의 딱한 사정을 들으면 가만있지 못하여 나서서 빚보증까지도 하며 기꺼이 책임지려고 한다. 그런 한편에 난처한 상황에 빠진 이를 보고도 냉큼 도와주지 않고 머뭇거리는 사람들을 비난하는 수가 많다. "사람이 그럴 수가 있느냐?"라거나, "속이 좁고 이기적이다."라고 한다.

다행히도 주위에 사는 사람들이 모두 성공적으로 잘 살아가는 사람들이라면 더 큰 난국에 말려들 이유가 없다. 그러나 사람들은 유유상종이라 비슷한 처지의 사람들끼리 더 잘 어울리다 보니, 그들의 주위를 둘러보면 모두가 딱하디 딱한 사람들인 수가 흔하다. 비슷한 성향의 사람들이 어울려 살다 보니 서로 난처한 사정들에 엮이게 마련이어서, 여기에서 빠져나와 마음 편하게 살 방책이 없다. 알코올 문제가 있는 남편과 엮인 배우자도 그러한 경우일 수 있다.

도움을 베풀 정도의 처지가 되지 못하면서도 왜 그들은 남들을 도우려고만 하는가? 이는 남의 문제가 아니라 결국 자신에 대한 자기 인식의 문제에서 비롯한다. 정작 도움이 필요한 것은 자신이라는 뜻이다. 스스로를 약하고 도움이 필요한 의존적 존재로 인식하면서, 어려운 처지의 사람을 보면 바로 자기와 동일시하여 도와주지 않고는 견딜 수 없다. 때로는 자신의 가치를 너무 낮게 평가하고는 타인을 돕고 구원하는 일에 헌신하여야만 자신이 가치가 있다고 여기기 때문일 수도 있다.

이러한 성향은 알코올에 의존하는 살아가는 사람들에게서 자주 발견할 수 있는 특징들이다. 그런데 놀라운 사실은 그들의 배우자인 부인들 또한 그러한 수가 흔하다는 것이다. 알코올에 빠져사는 사람들 흔히 남편들은, 벌이는 일마다 실패하거나 실수하면서 끝없이 해결해야 할 일거리만 벌여 놓는다. 그런데 그 와중에서 정작 남편이란 사람은 눈에 보이지 않고 끝없이 터지는 문제들만 바라보고 해결하는 데에 몰두하는 부인들이 많다. 말로는 "앞으로는 손해를 보더라도 절대 나서지 않겠다."고 하면서도, 결국에는 또다시 문제를 처리하느라 조급하다. 차라리 부인들이 나서지 않고 조금 있다 보면 그들이 조금은 더 책임감을 느끼면서 무언가 교훈도 얻을 텐데, 아마도 아무 일도 하지 않고는 견딜 수가 없기 때문일 것이다. 그래서인지 며칠씩 남편이 술을 마시지 않아, 아무런 사건이 터지지 않고 매사가 순조로우면 공연히 불안해지고 가만있지를 못하겠다는 부인들도 있다.

만약 알코올 문제가 있는 사람을 도와주는데 조금 더 사려가 깊었다면 그의 음주와 음주 문제는 현재와는 퍽 다를 수도 있다. 그리고 모든 형편이 결코 지금만큼 최악으로 진행하지 않았을 가능성도 있다. 과음으로 자꾸 문제가 터져 어쩔 수 없이 나서서 도와주게 되었다고만 할 일이 아니다. 어떤 이유로 남을 도와주고 문제를 해결하는데 중독이 되었는지를 살펴 여기에서 벗어날 필요가 있다. 모름지기 도와주는데도 퍽 분별력이 필요하다는 사실을 알아야겠다.

남의 말을 안 듣는 사람들

각자가 서로 다른 사람들이 똑같이 술 문제가 있다면 그들이 갖고 있는 공통적인 특성은 무엇일까? 가족력이나 유년기의 성장 경험, 성격 유형, 심리적 특성, 술로 인하여 오늘날 겪고 있는 폐해들 등등, 여러 가지 점에서 하나같이 똑같은 점이 많지만 그중에서도 가장 두드러진 특성의 하나로 그들은 일반적으로 남의 말을 잘 들으려 하지 않는다는 점도 있다.

그렇지만 그들의 어렸을 때를 살펴보면, 주위 어른들의 말씀이라면 무조건 받아들이는, 즉 말 잘 듣고 자란 경우가 많다. 그러나 술 문제가 생긴 이후에는 지난날과 너무 다르다. 우선 집안에서는 늘 지시하고 군림하는 일방적 관계일 뿐, 아내나 자녀들의 의견을 허심탄회하게 듣고 받아들이는 경우가 거의 없다. 반면에 자신이 마음대로 할 수 없는 대상이라면 자동인형처럼 지나치게 순응적으로 처신한다. 그래서 겉으로 보기에는 상대의 말을 잘 수용하는 것 같이 보이지만, 시간이 한참 지나 나중에 잘 조사해 보면 전혀 받아들이지 않고 여전히 자기의 독단으로 흐르고 있다는 것을 알 수 있다.

특히 일반인보다 더 많이 배워 많이 알며, 평소 남을 가르치는 직업의 사람들이 남의 말을 더 잘 듣지 못하는 수가 많다. 이러한 성격의 직업군으로 교사, 의사, 공무원, 성직자와 같은 직업들이 대표적으로, 그들은 언제나 잘 모르는 사람들을 상대로 지식을 가지고 조언하고 가르치는 역할의 사람들이다. 자식을 언제까지나 어리다고 보고 결코 믿지 못하고 미더워하지 않는 것도 많이 배운 아버지들이 보이는 전형적인 태도이다.

이러한 성향의 사람들이 술 문제가 생겨 치료를 받을 때 부딪치는 가장 큰 애로는 전문가의 말조차 잘 듣지 않는다는 점이다. 일단 자신이 알고 있는 것을 바탕으로 나름대로 판단해보고 그렇지 않다 싶으면 결코 받아들이려 하지 않는다. 그래서 단주가 오랜 경험 많은 선배의 절실한 조언이라 할지라도 그대로 따르려 하지 않는다. 특히 나이가 어리거나 학력이 낮고 경력이 별 볼 일 없다면 무시하기 십상이다. 당연히 부인이나 자녀들의 조언은 씨도 먹히지 않는다. 그들은 비평적 안목은 매우 높아 본질이 아닌 사소한 오류조차 그대로 넘겨버리지 못하고, 오히려 그런 자잘한 오류를 빌미로 삼아 받아들이기를 거부하는 이유로 삼는 것에 익숙하다.

알코올 문제가 있는 사람들의 부모들 중에도 이러한 성향이 많다. 그들은 이제 환자의 보호자가 되었건만 여전히 알코올중독에 빠진 자녀를 비판하고 지적하며 가르치려고 한다. 이는 단주에 아무런 도움이 되지 않을 뿐만이 아니라, 오히려 회복을 그르치기 쉽다. 알코올 의존이라는 병은 단지 무지 때문에 과음하여 생긴 것이 아니라, 견디기 어려운 고통으로 과음한 때문에 생긴 것이다. 설령 알코올에 대하여 무지하여 과음을 하였다 한들, 일단 알코올에 중독이 되어 버리면 지적하고 가르치는 것으로는 술을 끊을 수는 없는 노릇이다. 왜 이를 병이라고 하겠는가? 보호자인 부모가 제대로 이해해야 단주를 도와줄 수 있으련만, 그들 또한 남의 말을 잘 듣지 않는 사람들인 수가 많아 그들을 일깨우는 것이 오히려 더 큰 어려움이다.

너무 말 잘 듣는 사람

여러 자녀들이 있어도 이 중에는 특별히 부모의 말을 잘 듣는 자녀가 있기 마련이다. 통상 큰아들이거나 큰 딸인 수가 많은데, 때로는 가운데 자녀임에도 유별나게 형제들 중에서 더 부모의 말을 잘 듣고 그들의 뜻을 잘 좇는 경우가 있다.

말을 잘 듣기 때문에 어려서부터 주위로부터 인정을 더 받는 수가 많다. 어른들의 말을 잘 듣고, 남의 입장을 잘 챙기고, 매사에 모범생이며, 공부도 잘하는 경우가 그렇다. 예를 들면 아버지가 담배를 꺼내 들자말자 재떨이를 갖다 놓고, 식사를 마치자마자 약봉지를 챙겨드린다든지, 집에 들른 손님이 쥐여 준 용돈을 매번 어머니에게 갖다 맡긴다든가, 아버지 술주정 때문에 슬퍼하는 어머니를 위로하고, 심지어는 다른 형제들은 모두 교류조차 꺼리는 성깔 사나운 홀어머니에게 무조건 맹종하며 끝까지 잘 모시려고 한다든가, 하는 것들이 그것들이다.

문제는 그들의 부모들이 어떤 사람들이었는가에 달려 있다. 그들의 부모들이 인생을 성공적으로 살아가며 만족하고 행복한 가족생활을 이끌어 간다면, 그들 또한 건강한 사회인으로 잘 성장하였을 것이다. 그렇지만 그들의 부모가 정서적으로 미숙하고, 서로 만족한 결혼생활을 하지 못하고, 그래서 부모로서 제대로 역할을 하지 못하고 살았다면, 그들에게도 조만간에 문제가 생길 수밖에 없다.

가장 전형적인 경우가 알코올문제가 있는 아버지와 무력한 어머니라고 할 수 있다. 알코올문제가 있는 아버지를 잘 모시겠다고 말을 잘 듣고 옆을 지키려는 것은 너무 고통스러운 노릇이다. 그가 누구이든 끝내 술을 끊지 않는다면, 누구라도 옆에서 지켜준다는 것은 맨정신으로 도저히 견딜 수가 없는 노릇이다. 아버지와 마찬가지로 술에라도 취해 버리지 않고서는.

부모가 자녀를 잘 기르려고 한다는 것이 자녀들을 지나치게 통제하는 것으로 발휘되는 수가 많다. 그런데 만약 부모에게 알코올문제까지 있다면, 최악의 상태에 이르러 자녀에게 아무런 관심도 없어 방치해 버리기 전까지는, 폭력과 통제만으로 자녀를 양육하려는 수가 많다. 그런 지경에 이르면 웬만한 다른 식구들은 함께 살아가는 것이 불가능하다는 것을 이내 알아차리고 곁을 떠나 버린다. 그렇지만 말 잘 듣는 이 특별한 자녀는 무한한 인내심으로 끝까지 곁을 지키고 성화를 받아주려고 애쓸 뿐이다. 알코올문제가 있는 너무 통제적인 부모와 너무나 말을 잘 듣는 자녀의 조합은 서로에게 꼭 들어맞아 깨지기 어려운 매우 단단한 결속이 된다.

지나치게 통제하는 상대의 말을 잘 듣다 보면 자신의 욕구와 필요는 내팽개치게 되는 법! 끊임없이 상대만을 챙기다 보면 언젠가부터 자신도 모르는 사이에 불만이 싹트고, 자신의 마음은 헤아려주지 않고 끊임없이 요구만 하는 상대에게 점점 분노와 적개심이 쌓인다. 잘 모시려는 데도 불구하고 치밀어 오르는 이러한 부정적 감정은 그 자신을 너무 고통스럽게 할 뿐이다. 이 때에 약간의 음주는 이내 이 고통을 잊게 한다. 그러면 알코올의 감정 완화라는 매력적인 효과에 빠져드는 것은 시간문제일 뿐이다. 술에 취하면 자신의 감정에 솔직하여 이를 마음껏 표출할 수 있어 너무 후련하므로 만취의 유혹을 물리칠 수가 없다. 일단 알코올의 이러한 효과를 경험을 한 이상 알코올남용과 중독에 빠지지 않고 살아가기란 거의 불가능한 일이 아니겠는가?

당신의 자녀는 어떻습니까?

부모가 알코올중독이면 함께 살아가는 아이들은 너무나 많은 상처를 겪으며 부정적인 영향을 받고 자란다. 그렇게 살다 보면 자신과 인생을 보는 시각도 왜곡된다. 알코올중독 자녀들을 돕는 알라논에서 제작한 웹사이트에는 이러한 환경에서 성장한 자녀들이 흔히 보이는 행동 특징을 소개하고 있다. 혹시 과음한다면 자신의 자녀에게 이러한 문제는 없는지 알아볼 필요가 있다.

- **끊임없이 남들로부터 인정을 받으려 한다. 왜냐 하면 매 순간순간 삶에서 어떻게 하는 것이 정상인지를 잘 모르기 때문에 늘 남들의 반응과 평가로부터 확인하려고 한다.**
- **주위의 남들이 보기에게는 평소에 이루어 낸 것만으로도 대단한데도, 늘 자신이 이루어낸 것은 부족하다고 여기고 인정하지 못한다.**

- 어려서부터 비평은 언제나 학대를 받으며 함께 겪었으므로, 남들로부터 비평을 지나치게 두려워한다.
- 강박적인 행동 문제가 있다.
- 알코올중독자는 조그마한 잘못에도 격분하므로, 늘 완벽하게 행동하려고 한다.
- 매사가 순조로우면 공연히 불안하고, 늘 어떤 문제가 생길 것을 미리 예상한다.
- 위기 상황이 닥치면 더 흥분되고 삶의 생기를 느낀다. 자극과 격정에 중독이 되어 정상적인 사람들과 안정적으로 지내면 지루하다.
- 음주 문제가 있는 부모에 대해서처럼, 늘 남들에 대하여 자신이 책임지려고 한다.
- 자신을 돌보는 것은 어려워하면서도 남을 돌보는 것은 잘 한다.
- 사람들과 너무 가까워지면 자신의 비밀이 드러날 것 같아 항상 스스로를 남들로부터 소외시킨다.
- 알코올중독인 부모가 화가 나면 늘 극단적으로 되기 때문에, 권위적인 사람이나 화가 난 사람에게 지나치게 공포심을 느낀다.
- 사람을 조종하고 통제하는 데 선수인 알코올중독자 부모 밑에서 자랐기 때문에, 자신은 늘 남들한테 이용당한 느낌이 든다.
- 어려서 겪어본 사랑이란 알코올중독자가 오로지 술을 사랑하는 것밖에 경험이 없어서 가까운 사람과의 관계에 문제가 있다.
- 알코올중독인 부모에게 느끼듯이 연민과 사랑을 혼동한다. 그래서 자신을 필요로 하거나 자신이 고쳐줄 수 있는 무언가 결함이 많은 사람에게 더 끌린다.

- 강박적이고 학대하는 사람에게 오히려 끌린다. 정상적인 사람들은 지루하고 이해하기 어렵고, 그러면서 버림받을까 봐 두려워 매달린다. 알코올중독인 부모가 술에 빠져 신체적 정서적으로 내버린 셈이고, 이것이 깊은 유기불안으로 남게 된다.
- "미안하다, 앞으로는 절대 안 그럴게"하는 말을 수없이 반복하여 들었으므로, 자기 자신이나 남들의 느낌이나 약속을 믿지 않는다.
- 화내거나 울지 않고 참아야 했던 과거의 경험 때문에 자신의 감정을 인식하고 표현하기 어렵다.

알코올중독 치료와 가족집단모임

알코올중독을 회복시키기 위한 프로그램에서 집단모임과 가족집단모임이 없다면 다른 내용이 아무리 다양하고 알차도 절대로 효과적이라고 할 수 없다. 이 중에서 초기에는 특히 가족집단모임이 필수적이다.

왜 가족집단모임이 중요한가? 이는 알코올중독자 본인을 회복시키기 위한 전략의 일환이기도 하지만, 무엇보다 주로 부인들인 배우자를 지지하여 그들이 우선 마음의 안정과 평화를 이룰 수 있게 하기 때문이다. 자신의 문제를 부정하는 초기에 아직 아무런 효과를 아직 기대할 수 없는데도 불구하고, 알코올중독 당사자에게만 갖은 노력을 기울이는 것은 단지 좌절감과 무력감만을 키울 뿐이다. 당분간 술 문제가 설령 더 악화할지언정 그들의 배우자들을 돕는데 에너지를 쏟는 것이 더 효과적이라는 뜻이다. 당사자가 아직 술을 끊을 생각이 아예 없거나 시도조차 하려고 하지 않을 때, 가족들에 대한 이러한 배려와 지지는 더욱 필요하다. 적어도 부인들이 가족집단모임에 얼마간 시간을 투자한다면, 분명히 정서적 안정을 얻을 수 있다. 배우자들이 먼저 중심이 서야 알코올중독인 당사자들의 회복을 훨씬 더 촉진할 수 있다.

일반적으로 알코올중독자의 부인들 또한 정서적으로나 심리적으로 피폐해질 대로 피폐하여져 거의 대부분이 병들어 있다고 하여도 지나친 말이 아니다. 그럼에도 불구하고 갑상선항진증이나 심계항진과 같이 심리적인 요인에 의해 촉발하고 악화하는 신체질환의 경우가 아니라면, 대부분은 자신이 병들어 있다는 사실조차 인식하지 못하고 있다. 또 증상은 모두 전적으로 남편의 음주문제 때문이라고 여기므로 아무런 대책이 있을 수도 없다. 이는 때로 가면성(假面性) 우울증과 같이 마음은 고통에 휩싸여있으면서도, 겉으로는 명랑하고 별문제가 없는 듯이 처신하여 본인은 물론 주위 사람들도 전혀 알아차리지 못한 수도 있다.

부인들은 매일매일 일어나는 비예측적 극한적 상황과 긴장의 연속에서, 자신의 상태를 들여다보고 스스로를 돌볼 마음의 여유도 없이 순간의 위기 모면에 급급하며 살아간다. 팔을 편안하게 무릎 위에 내려놓지도 못한 채 늘 의자 끝에 겨우 엉덩이를 갖다 붙이고 불편하게 앉는 모습, 표정없는 굳은 얼굴, 울먹이는 듯이 떨리는 목소리, 말 한마디에도 화들짝하고 깜짝깜짝 놀라는 것, 조금만 마음을 건드리면 펑펑 쏟아지는 굵은 눈물, 이러한 것들이 알코올중독자 부인들의 일반적인 모습이다. 보호자인 부인들의 상태가 이런 모습이라면 그들로부터 무슨 도움을 기대할 수 있겠는가?

처음으로 가족집단모임에 참석하면 말귀도 못 알아듣고, 모임의 의미도 이해하기 어렵고, 효과에 대하여서도 확신이 없다. 그렇지만 자꾸 참석하다 보면 동료들과 안면이 트이고 긴장이 풀린다. 이야기가 귀에 들어오고, 이내 자신과 너무나 똑같은 경험과 비슷한 처지에 동감하면 마음이 풀어지기 시작한다. 불안과 수치심이 사라지고, 자신의 비극적 경험들을 솔직하게 털어놓을 수 있다는 것이 얼마나 가슴 시원한 것인지를 알게 된다. 이 자체로서도 충분히 감정적 치유 효과가 있을뿐더러 동료들로부터의 공감과 조언은 그 효과를 훨씬 더 증폭시킨다.

마음이 평화로워야 대상을 객관적으로 보고 깊게 생각할 수 있다. 지난날처럼 늘 불안에 떨고 마음에 여유가 없어, 눈앞에 닥친 사태의 해결에만 매달리는 것이 능사가 아니다. 이제는 근본적인 문제점을 파악하여, 신념을 가지고 장기적인 안목으로 일관성 있게 대처해야 한다. 동료들의 경험으로부터 교훈을 얻고 그들의 조언을 참고하여 더 효과적으로 대처한다. 자신을 알코올중독자의 피해자로만 여기는 것이 아니라, 함께 하는 회복의 리더가 된다. 끔찍하기만 했던 남편도 중독이란 질환의 희생자로 새롭게 본다. 개인의 동기나 의지와는 상관없는 유전적 가족적 사회적 취약성의 희생으로, 성장과 발달이 너무나 미숙한 어른 아이로서, 그래서 도와주어 회복시켜야만 할 환자로서 말이다.

알코올중독 환자의 보호자

다른 질환과 달리 알코올중독의 경우, 사랑하는 가족이 술을 끊으려 할 때 보호자가 도와주려고 마음먹었다고 해서 바로 제대로 효과적으로 도와줄 수 있는 것은 아니다. 무엇보다 우선 자기 스스로를 돌볼 수 있는 능력이 있어야 도울 수 있다. 상대가 아무리 위급하다 하여도 스스로를 내팽개치고는 도울 수 없는 것이 알코올중독이란 질환이다. 그런데 불행히도 알코올중독의 경우 배우자를 비롯한 가족들 또한 많은 상처를 입고 병들어 스스로를 추스르지 못하는 수가 흔하다.

단주를 시작하지 않으면 안 될 때쯤이면 인생의 모든 면에서 문제가 한꺼번에 터져 나올 때이다. 이 시기쯤에는 보호자들도 좌절감이 커 매우 의기소침할 수밖에 없는 데에다, 도와야 할 부분이 너무 광범위하고 그 과정이 워낙 시간을 많이 소요하여 진이 빠지는 노릇이다.

술 문제와 알코올중독인 사람에 대해서 깊이 알아야 도울 수 있다. 그런데 알코올은 워낙 기만적이라 자신의 진실을 속이고, 알코올중독인 사람은 웬만해서 자기를 드러내지 않으므로 술 문제가 있는 사람을 제대로 알기 어렵다.

그래서 알코올중독인 사람의 보호자는 가족이라고 해서 바로 그를 도와줄 수 있는 것이 아니다. 이미 가정이 해체되어버려 어쩔 수 없이 분가하여 사는 형제자매가 나설 수밖에 없는 수도 있다. 한 핏줄이라고 딱하다고 여겨 나서지만 이제는 각각 결혼하여 떨어져 나가 독립적으로 살아가는 사람들이 언제까지고 끈기 있게 도와주기란 어렵다. 처음 한두 번 입원할 때 기꺼이 나섰던 형제자매들일지라도 재발을 거듭하면 대부분 외면한다. 본인이 먼저 면목이 없어 연락을 끊으므로, 결국 노숙자로 전락하거나 복지원과 같은 시설에 의탁하는 경우가 많다.

퍽 늙고 노쇠한 부모들이 보호자 역할을 맡겠다고 나서는 경우도 있다. 술 문제로 입원하는 사람들이 대개 4, 50대 전후이므로 그들의 부모는 대개 은퇴한 70대인 수가 많다. 우리나라에서 이 세대의 노인들은 사회경제적으로 자신의 노후조차 제대로 준비하지 못하고 자녀들에게 의지하는 경우가 많다. 자신들을 추스르는 데에도 벅찬데 장성한 자식의 술 문제를 돌보기에는 거의가 무능력하다.

많은 정신과 질환자의 가족력을 살펴보면, 부모의 과음 문제를 비롯하여 가족생활이 순탄하지 못한 수가 흔하다. 알코올중독도 마찬가지이다. 아버지의 술 문제, 일 중독, 성격 문제에서 기인한 성장기의 가정 문제가 그를 알코올중독으로 발전시키는 데에 기여한 바가 많다. 어머니 또한 불행한 결혼생활에서의 위안으로 아들에게 집착하는 수가 많고, 이것이 아들의 자주 독립적인 성장을 발목 잡고 음주 문제로 발전하게 하는 데에 기여한다. 부모가 그러할진대 바로 그 부모들로부터 적절한 도움을 기대하기는 더욱 어렵다.

술 문제가 있는 늙은 부모들의 보호자 역할을 떠맡는 자녀들도 어려움이 많다. 가부장적 문화에서 자녀들이 부모의 단주를 이끌어가기에 부자연스럽고 또 잘 받아들여지지도 않는다. 나아가 출가한 자녀라면 한참 생산 활동에 전념해야 하고 2세를 양육해야 할 시기에 장기간 동안 일관성 있게 부모를 챙기기는 버겁기가 짝이 없다.

이래저래 알코올중독의 회복을 돕는 보호자로는 배우자가 가장 적격이다. 아직 가정이 깨지지 않고 배우자가 곁을 지켜준다면 얼마나 다행스러운 일인가! 배우자의 도움을 효과적으로 이끌어내기 위하여 현재의 조건을 감사하게 받아들이고, 이제는 술을 제대로 끊기 위해 완고한 독선이 아니라 겸허하게 배우자의 도움을 요청하고 믿고 맡겨보면 참 좋을 것 같다.

회복한 사람의 글

나도 몰랐던 내 마음

안OO

아니 더 정확히 표현하자면 숨겼던 내 마음을 알아내느라 몸살이 났다.

진땀이 났다.

물론 센터의 도움이 아니었다면 불가능했으리라.

센터라는 곳은 가면 갈수록 더 어렵고 더 갈증이 생기는 곳이다.

그렇기에 사람들은 몇 년씩이나 다니나 보다.

내 마음을 꽁꽁 숨겼다가 들키고 나니, 아니 받아들이고 나니 평화가 찾아왔다.

내 자신한테도 솔직하게 표현 못 했던 나의 오랜 불치병,

이젠 차근차근 찾아내야겠다.
그리고 있는 그대로 표현해야겠다.

➲ 알코올의존 환자의 배우자로서 가족집단치료 모임에 얼마간 참석하게 되면서 마음의 평화를 얻은 느낌을 평이하게 잘 나타냈다. 멀리 살고 계셔서 자주 참석하지 못 하는 대신 강원알코올상담센터 홈페이지의 게시판에 글로써 이러한 마음을 표현하는 것조차 퍽 도움이 된다.

회복한 사람의 글

얼마나 다행인가!

하OO

어느덧 한해가 지나가 버렸다.

한차례 몸살을 앓고 마음의 열도 식었는지 가벼워졌다.

욕심으로 분노로 황량해진 마음을 추스르고 다시 평상으로 돌아왔으니 얼마나 다행한 일인가!

내가 선택했던 삶을 해피 앤딩으로 마쳐야 한다고 결심을 해본다.

회피하지 않고 정면으로 맞서서 부딪치며 이겨내고 싶다.

내 잘못을 인정하기까지 많이 아파했던 시간도 지나갔고,

피해 보려고 발버둥을 쳤지만,

그러면 그럴수록 내가 선택했던 일이 마치 안성맞춤처럼 내게 꼭 맞는 맞춤이라는 걸 깨닫게 되었다.

그 사람 저 사람의 잘못이 아니고 내가 놓은 덫에 내가 걸려버

렸음을…….

그걸 알게 되었으니 얼마나 다행한 일인가!

필요 없는 것들을 잘 생각해 보고 하나씩 버리자.

해야 할 일들을 하나씩 생각해 보자.

그래도 늦었지만 도전할 용기가 있어서 잘할 수 있다는 확신이 있어서 얼마나 다행한 일인가!

얼마나 감사한가!

얼마나 행복한가!

내가 일어설 수 있도록 도와주신 분께 감사의 인사를 이것으로 대신해 본다.

➲ 새해를 맞아 느끼는 깨달음과 감사를 절절하게 쓴 글이다. 음주 문제로 배우자를 탓하기만 했던 대신에, 스스로 먼저 변화하여 나름대로 잘 살아갈 것을 소망하는 마음이 잘 드러나 있다.

회복한 사람의 글

저는 알코올중독자입니다.

윤OO

사랑하는 나의 가족에게.

저는 알코올중독자입니다. 저는 고등학교 시절부터 술을 마시기 시작을 했지요. 술을 마시면서 많은 문제가 생겼습니다. 술 마시고 싸워서 돈으로 문제를 해결하고, 어머니 귀금속을 훔치고, 등록금도 삥치고, 거짓말도 많이 했습니다. 술을 마시기 위해서 그렇게 나쁜 짓도 많이 했습니다.

그런 저에게 군에 있을 때 큰일이 일어났습니다. 선임병과 같이 야간근무를 나가 술을 마시고 근무가 끝난 뒤에 부대를 나가(군무이탈) 부천 시내에서 술을 마시고 다음날 점호시간까지 부대에 못 들어갔습니다. 당연히 오후에 들어 헌병대가 저와 고참을 맞이하더군요. 1991년 걸프전이 터지던 날, 술로 인해서 저는 그렇게 군대 영창을 들어갔습니다.

제게 있어서 술은 병이었습니다.

그런데도 고치지 못하고, 26살 때는 친구들과 술을 마시고 부모님이 사주신 프라이드 차를 몰고 과속을 하다가 삼중 추돌사고를 일으켰습니다. 사고로 인해 피해보상으로 2천만 원 이상 물어주고 운전면허가 취소됐습니다.

그 뒤로 지금껏 저는 술을 마시면 운전할 거라는 생각에 아직까지 면허증을 다시 만들지 않았습니다.

그렇게 나의 인생의 시간은 술과 함께 흘렀습니다.

그러던 중 사랑하는 사람과의 결혼을 앞두고 헤어졌습니다. 다 술로 인한 결과였습니다. 그로 인해 매일 술을 더 마시기 시작했고 시간은 6개월을 흘려보냈습니다. 그러다가 2003년 5월 제게 술이라는 놈이 환청과 환각을 가져다주었습니다. 환청, 환각 때문에 저는 6층 아파트에서 뛰어내렸고, 119응급차에 실려 한양대학병원으로 옮겨져 곧바로 정신 병동 생활을 3개월 동안 했습니다.

그리고 알았습니다, 제가 몹쓸 알코올의존증에 걸렸다는 것을. 그렇지만 저는 내가 알코올중독자라는 사실을 거부했습니다. 그렇게 해서 5년 동안 병원을 9번 들락날락했습니다. 그러나 고쳐지는 건 아무것도 없었습니다. 오히려 가족들과는 엄청나게 멀어지고 있었습니다.

그러던 어느 날 제가 술을 마시고 환각에 취해 어머니 머리를 소주병으로 치는 일이 발생했습니다. 당연히 저는 그 일을 몰랐습니다. 여동생을 통해 그 일을 알았을 때, 그제야 많은 것을 뉘우치게 되었습니다. 아무리 제가 술에 미쳐서 살았지만, 개는 되지 말아야 되겠다는 생각이 들었습니다.

다시 병원으로 들어가 치료를 받고자 원주기독병원을 찾았습니다. 그렇게 해서 저는 제 자신을 치료해 나갔습니다. 그리고 많은 사람들이 술로 고생한다는 걸 알았습니다. 이제는 살아야겠다는 생각에 어머니와 함께 알코올중독 회복 단주 모임과 가족집단모임에 참석을 했습니다. 저를 외면했던 남동생, 여동생, 매제, 처제도 저를 이해하기 시작했고 저에게 진실한 마음으로 다가서기 시작했습니다. 어머니도 제게 냉정한 사랑으로 다가오셨습니다.

이제 술을 마시지 않은 지 23개월이 지났습니다. 그러나 저는 아직도 술을 참는 거지, 결코 끊은 게 아닙니다.

그동안 저 때문에 재산도 많이 잃었고 마음고생도 많이 하신 돌아가신 아버지께 정말 죄송한 마음뿐입니다. 그리고 제 화와 짜증을 다 사랑으로 받아주시고 끝까지 저를 믿어주신 어머니의 사랑에 감사를 드립니다. 이제는 못난 형, 오빠를 이해하는 동생들에게도 사랑하는 마음뿐입니다.

어제를 살다간 사람이 가장 가지고 싶어 하는 게 오늘이랍니다. 저는 그 오늘에 감사하며 하루하루 평범하지만 꾸준하게 세상을 살아나가렵니다.

그게 저를 이해하고 사랑하는 사람들에게 보여줄 제 행동일 것입니다. 저는 제 가족을 거짓된 마음이 아닌 진정한 마음으로 사랑합니다.

➲ 자신이 알코올중독이라는 사실을 받아들이고 나서야 단주가 시작하는

것을 잘 보여주는 내용입니다. 이를 모른 채 급하다고 주위 사람들이 법석을 피우고 먼저 서둘러 보아야 별로 도움이 되지 않습니다. 필요한 것은 냉정한 사랑입니다. 치료진에게 앞길을 맡기고 반걸음 정도 뒤에서 받쳐주는 입장으로 돕는 것이 좋을 듯합니다. 조금 기다리고 지켜보면서 스스로 단주의 동기를 찾도록 하는 데에 더 마음을 써야 할 것 같습니다. 글쓴이는 현재 4년 이상 단주를 유지하며 재활에 힘쓰고 지냅니다.

저자약력

■ 신 정 호 (申 柾 浩)

- 연세대학교 의과대학 졸업
- 신경정신과 전문의, 의학박사
- 조선대학교 의과대학 조교수
- 연세대학교 원주의과대학 교수
- 뉴욕대학교 밀하우저 연구소 방문연구원
- 대한중독정신의학회 이사장
- 강원알코올상담센터장
- 전국알코올상담센터 협의회장
- 건강보험심사평가원 심사위원

알코올중독에서 살아나기

초판인쇄일 : 2013년 8월 16일
초판발행일 : 2013년 8월 20일
저 자 : 신 정 호
펴 낸 이 : 오 무 근
펴 낸 곳 : 도서출판 하나의학사
출 판 등 록 : 제300-2011-21호(1988. 4. 1)
주 소 : 서울시 서대문구 거북골로7-7 하나빌딩 1층
전 화 번 호 : (02) 730-2555, 2556
팩 스 : (02) 730-2557
이 메 일 : hanampc1@naver.com

정가 16,000원

ISBN 978-89-92141-93-2 93510